118

Anaesthesiologie und Intensivmedizin
Anaesthesiology
and Intensive Care Medicine

Herausgeber:
H. Bergmann · Linz (Schriftleiter)
J. B. Brückner · Berlin   R. Frey · Mainz
W. F. Henschel · Bremen   F. Kern · St. Gallen
O. Mayrhofer · Wien   K. Peter · München

Dobutamin

Eine neue
sympathomimetische Substanz

Herausgegeben von H. Just

Mit 56 Abbildungen

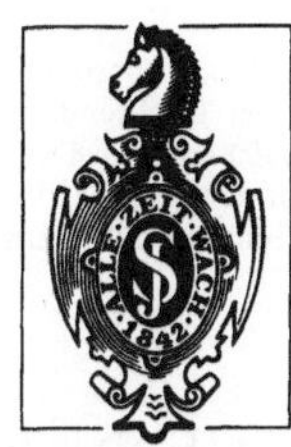

Springer-Verlag
Berlin Heidelberg New York 1978

Professor Dr. Hanjörg Just
II. Medizinische Klinik und Poliklinik
der Universität Mainz
Langenbeckstraße 1, 6500 Mainz

ISBN-13:978-3-540-09077-9   e-ISBN-13:978-3-642-67123-4
DOI: 10.1007/978-3-642-67123-4

Druck und Bindearbeiten: Offsetdruckerei Julius Beltz KG, Hemsbach
2127/3140-543210

Vorwort

Die Pharmakotherapie des Herzversagens gleich welcher Ursache wird heute in immer weiterem Maße den pathophysiologischen Mechanismen der zugrunde liegenden Funktionsstörungen des Herzens angepaßt.

Drei Einflußgrößen sind bekannt, über die die Kontraktions- und Förderleistung des Herzens beeinflußt werden kann:

1. der inotrope Zustand des Myokards oder die Kontraktilität,
2. die präsystolische Faserspannung oder die Vorbelastung (Frank-Straub-Starling-Mechanismus) und
3. die Nachbelastung.

In der Pharmakotherapie der Herzinsuffizienz und des Schocks werden alle 3 Mechanismen therapeutisch genutzt. Hierbei hat sich das Konzept der adrenergen Receptoren als besonders fruchtbar erwiesen. Ist doch hierdurch eine bedeutsame Entwicklung im Verständnis der pharmakologischen Wirkungen am Herzen und an der Kreislaufperipherie eingeleitet worden. Immer mehr spezifisch wirkende, stimulierende oder blockierende Substanzen wurden entwickelt und therapeutisch eingesetzt. Hierbei ist sehr deutlich eine Tendenz zur Entwicklung solcher Substanzen zu erkennen, die möglichst isolierte kardiale oder peripher vasculäre Wirkungen besitzen, die sich auf einen oder wenige Receptortypen richten lassen, so daß eine gezielte Beeinflussung von kardiovasculären Funktionsstörungen möglich wird. Dabei werden heute zunehmend positiv-inotrope, d. h. β_1-Receptorenstimulierende Substanzen in Kombination mit peripher gefäßerweiternden, also α-blockierenden Medikamenten in Kombination verwendet. Für die Steuerung des venösen Zustroms zum Herzen werden venendilatierende oder den Venentonus beeinflussende Medikamente verwendet. Unter bestimmten Bedingungen werden auch α-Receptoren-stimulierende, also den Arteriolentonus erhöhende Medikamente zusammen mit positiv-inotrop wirkenden Substanzen benutzt, je nach Ausgangslage der kardiovasculären Funktionsstörung.

Eine besonders rasche Weiterentwicklung hat sich auf dem Gebiet der sympathomimetischen Amine abgezeichnet. Hier war die Tendenz zur Entwicklung selektiv wirkender Stoffe besonders deutlich (Dopamin). Als besonderer wirkungsinhärenter Nachteil bei der Verwendung sympathomimetischer Amine ist die gesteigerte Tendenz zur ektopen Reizbildung allen Substanzen dieser Gruppe gemeinsam. Neuere Entwicklungen zielen darauf, diese unerwünschte Wirkung von der positiv-inotropen Hauptwirkung abzutrennen (Dobutamin).

Das Dobutamin ist das Ergebnis einer konsequenten Weiterentwicklung in der molekularen Grundstruktur der sympathomimetischen Amine. Die Substanz soll bei selektiver β_1-Receptoren stimulierender, also positiv-inotroper Wirkung am Myokard nur wenig Arrhythmie erzeugende Potenz besitzen und die adrenergen Receptoren der Gefäßperipherie nicht oder nur in hohen Dosen wenig beeinflussen.

Die folgenden Darlegungen sollen die heutigen Kenntnisse über dieses neue sympathomimetische Amin zusammenfassen und experimentelle Grundlagen sowie erste klinische Erfahrungen mit der Substanz vermitteln.

Wir veranstalteten am 2. Juli 1977 ein Arbeitsgespräch, das einige der bisher mit Dobutamin befaßten Arbeitsgruppen vereinigte. Das Ergebnis der Verhandlungen wird in diesem Band vorgelegt.
Wir danken der Firma Eli Lilly GmbH, Bad Homburg v.d. Höhe, für die Unterstützung, die das Symposion ermöglichte, und danken dem Springer Verlag, Berlin-Göttingen-Heidelberg-New York und den Herausgebern der Anaesthesiologie und Intensivmedizin für die Möglichkeit, den Ergebnisbericht zu veröffentlichen.

Mainz, im November 1978   H. Just

Inhaltsverzeichnis

Referenten und Diskussionsteilnehmer

Bender, F., Prof. Dr.
Medizinische Universitätsklinik, D-4400 Münster

Bodem, G., Priv.-Doz., Dr.
Medizinische Universitäts-Klinik Bonn-Venusberg, D-5300 Bonn

Brückner, J.B., Prof. Dr.
Institut für Anaesthesiologie, Klinikum Charlottenburg, D-1000 Berlin

Bussmann, W.-D., Priv.-Doz., Dr.
Zentrum der Inneren Medizin, Klinikum Frankfurt, D-6000 Frankfurt

Delius, W., Prof. Dr.
I. Med. Klinik rechts der Isar der TU München, D-8000 München

Dollery, C., M.D.
Dpt. of Clinical Pharmacology and Surgery, Royal Postgraduate Med. School, London,
United Kingdom

Ensslen, R., Dr.
Kerckhoff-Klinik, D-6350 Bad Nauheim

Follath, F., M.D.
Dpt. of Clinical Pharmacology and Surgery, Royal Postgraduate Med. School, London,
United Kingdom

Hall, D., Dr.
Deutsches Herzzentrum München — Klinik für Herz- und Kreislauferkrankungen,
D-8000 München

Hess, W., Dr.
Institut für Anaesthesiologie, Klinikum Charlottenburg, D-1000 Berlin

Just, H., Prof. Dr.
II. Med. Klinik und Poliklinik, Klinikum der Johannes Gutenberg Universität, D-6500 Mainz

Kersting, F., Dr.
II. Med. Klinik und Poliklinik, Klinikum der Johannes Gutenberg Universität, D-6500 Mainz

Limbourg, P., Prof. Dr.
Stadtkrankenhaus Worms, Akademisches Lehrkrankenhaus der Johannes Gutenberg
Universität Mainz, Med. Klinik I, D-6520 Worms

Magnusson, P., M.D.
Dpt. of Cardiology, Cedars-Sinai Medical Center, Los Angeles, CA., USA

Mathes, P., Priv.-Doz., Dr.
I. Med. Klinik rechts der Isar der TU München, D-8000 München

Mäurer, W., Priv.-Doz., Dr.
Medizinische Universitätsklinik Heidelberg, Lehrstuhl für Kardiologie, D-6900 Heidelberg

McCloy, R., M.D.
Dpt. of Clinical Pharmacology and Surgery, Royal Postgraduate Med. School, London,
United Kingdom

Moulds, R., M.D.
Dpt. of Clinical Pharmacology and Surgery, Royal Postgraduate Med. School, London,
United Kingdom

Mucklow, J., M.D.
Dpt. of Clinical Pharmacology and Surgery, Royal Postgraduate Med. School, London,
United Kingdom

Ochs, R., Dr.
Medizinische Universitäts-Klinik Bonn-Venusberg, D-5300 Bonn

Rutherford, J.D., M.D.
Harvard Medical School, Peter Bent Brigham Hospital, Boston, MASS., USA

Satter, P., Prof. Dr.
Abt. für Thorax-, Herz- und Gefäßchirurgie, Klinikum Frankfurt, D-6000 Frankfurt

Schartl, M., Dr.
Kardiologische Abteilung der Med. Klinik und Poliklinik, Klinikum Westend, D-1000 Berlin

Schlepper, M., Prof. Dr.
Kerckhoff-Klinik, D-6350 Bad Nauheim

Schmidt, D., Dr.
Institut für Anaesthesiologie, Klinikum Charlottenburg, D-1000 Berlin

Schweichel, E., Dr.
Institut für Anaesthesiologie, Klinikum Charlottenburg, D-1000 Berlin

Sebening, H., Prov.-Doz., Dr.
I. Med. Klinik rechts der Isar der TU München, D-8000 München

Sheares, J., M.D.
Dpt. of Clinical Pharmacology and Surgery, Royal Postgraduate Med. School, London, United Kingdom

Shell, E., M.D., Prof.
Dpt. of Cardiology, Cedars-Sinai Medical Center, Los Angeles, CA., USA

Tarnow, J., Dr.
Institut für Anaesthesiologie, Klinikum Charlottenburg, D-1000 Berlin

Thormann, J., Dr.
Kerckhoff-Klinik, D-6350 Bad Nauheim

Tuttle, R.R., Ph. D.
Division of Pharmacology, The Lilly Research Laboratories, Indianapolis, IN., USA

Vatner, S.F., M.D., Prof.
Harvard Medical School, Peter Bent Brigham Hospital, Boston, MASS., USA

Walter, P., Prof. Dr.
Abt. für Kardiovaskuläre Chirurgie, Universität Gießen, D-6300 Gießen

Wawersik, J., Prof. Dr.
Zentrale Abteilung f. Anaesthesie d. Klinikum Kiel, D-2300 Kiel

Wirtzfeld, A., Priv.-Doz., Dr.
I. Med. Klinik rechts der Isar der TU München, D-8000 München

Einleitung

H. Just

Positiv inotrop wirkende Pharmaka haben seit langem ein hohes Maß an Interesse gefunden. Neben den Digitalisglykosiden werden vor allem die ungleich stärker wirkenden Katecholamine wie Adrenalin, Nor-Adrenalin, Isoproterenol, Orciprenalin und in letzter Zeit vorrangig Dopamin eingesetzt. Alle diese Substanzen zeigen neben der positiv inotropen Wirkung unterschiedliche Wirkungen anderer Art, die als unerwünschte Begleiterscheinungen die therapeutischen Einsatzmöglichkeiten einengen. Hierzu gehören Erhöhungen der Herzfrequenz, Neigung zur Arrhythmiebildung und Einflüsse auf die periphere Vasomotorik. Die vasokonstriktorische Wirkung von Nor-Adrenalin ist meistens unerwünscht. Dieser α-konstriktorische Effekt kann allerdings durch gleichzeitige Verabreichung von Phentolamin aufgehoben werden. Die frequenzsteigernde und arrhythmieerzeugende Nebenwirkung von Adrenalin, Isoproterenol, Orciprenalin und Dopamin zwingt oft zur Reduktion der Dosis bzw. zum Absetzen der Substanz, da spezifische Antidota nicht existieren. Die nachteiligen Auswirkungen von Isoproterenol und Orciprenalin auf die ischämische Herzmuskelnekrose und die Potenz dieser Substanzen, in höheren Dosierungen Myokardnekrosen zu induzieren, haben den Anwendungsbereich dieser Pharmaka stark eingeschränkt.
Auch die Einführung von Dopamin, das heute in weitestem Umfang verwendet wird, hat noch keine entscheidende Verbesserung der Situation gebracht: die Herzfrequenzerhöhungen sind nach wie vor beträchtlich und ektope Arrhythmien ventrikulären und supraventrikulären Ursprungs sind häufig. Bei höheren Dosierungen wird das Schlagvolumen nicht mehr gesteigert, die Zunahme des Herzzeitvolumens wird hier allein durch Herzfrequenzsteigerung bewerkstelligt. Überdies besitzt Dopamin deutliche α-adrenerge, vasokonstriktorische Wirkungen, die bei mittleren und höheren Dosierungen sehr deutlich in Erscheinung treten und die an für sich erwünschte, im unteren und mittleren Dosisbereich zu beobachtende Verbesserung der renalen Durchblutung wieder zunichte machen kann. Schließlich wird nach Absetzen von Dopamin oft ein unverhältnismäßig starkes Sinken von Herzminutenvolumen und Schlagvolumen beobachtet.
Von einem idealen, positiv inotrop wirkenden Pharmakon wird man erwarten, daß eine kräftige, kontraktionssteigernde Wirkung dosisabhängig gesteuert werden kann, ohne daß wesentliche Änderungen der Herzfrequenz, Arrhythmien oder periphere Widerstandserhöhungen eintreten. Eher wäre eine periphere Vasodilatation leichteren Ausmaßes erwünscht, insbesondere im renalen Gefäßbett. Die Substanz sollte leicht steuerbar sein (kurze Wirkungsdauer bei intravenöser Infusion) und sie sollte mit dem körpereigenen Katecholaminhaushalt nicht nachhaltig interferieren.
Das Dobutamin ist das Ergebnis systematischer Synthese eines Katecholamins, bei dem die positiv inotrope Wirkung von der chronotropen Wirkung und der arrhythmogenen Nebenwirkung, wie von α-adrenergen peripher-vaskulären Wirkungen getrennt werden sollte.
Nach den tierexperimentellen Ergebnissen scheint dies gelungen zu sein. Erste klinische Untersuchungen sprachen ebenfalls dafür, daß in einem Dosisbereich, in dem die Förderleistung des Herzens, d.h. Schlagvolumen und Herzminutenvolumen, deutlich verbessert werden, wesentliche Herzfrequenzänderungen, Herzrhythmusstörungen oder Vasokonstriktion aber nicht eintre-

ten. Es wird vielmehr ein deutliches Sinken des normalen und des erhöhten enddiastolischen Kammerdrucks und weniger auch des peripheren Gesamtgefäßwiderstandes beobachtet. Die renale Durchblutung und Diurese nimmt zu.

Am Modell des experimentellen Myokardinfarktes konnte gezeigt werden, daß Dobutamin die Nekroseausdehnung nicht fördert, sondern vielmehr unter bestimmten Bedingungen sogar die Nekrosezone begrenzen kann. In der klinischen Anwendung sind derartige Beobachtungen noch nicht bestätigt worden, jedoch ergeben sich hier wichtige Konsequenzen für die zukünftige Forschung und Weiterentwicklung, wie sich generell wichtige Fragestellungen aus der akuten und chronischen Anwendung einer selektiv inotrop wirkenden Substanz ergeben.

Chemistry and Pharmacology of Dobutamine

R.R. Tuttle

More than 9 years ago I realized that there was no agent that would effectively and selectively increase the contractility of the heart. Although we had the digitalis glycosides for many years, their ability to increase cardiac contractility is small relative to a catecholamine acting on the β_1-receptor of the myocardium. In addition to their great efficacy, the catecholamines have the advantage of immediate onset and quick termination of action which makes it possible to precisely control the amount of stimulation with intravenous infusion. For these reasons we narrowed our search for a selective inotropic agent to the catecholamines.

I set the following criteria for my colleague, Dr. Mills, the chemist who synthesized dobutamine: 1) The drug should have an inotropic activity as strong as that of the natural mediator, norepinephrine, and that of the synthetic catecholamine isoproterenol. 2) It must have immediate onset and brief duration of action. 3) It must act directly on the myocardium — it mustn't rely on release of norepinephrine from the myocardium for its inotropic activity. 4) The vasoconstriction that is so prominent with the natural hormones, dopamine and norepinephrine, must be avoided because vasoconstriction denies flow to the vital organs and increases afterload on the heart, thereby exacerbating oxygenation of the myocardium. On the other hand, we didn't want a drug that dilated skeletal muscle vasculature as strongly as does isoproterenol because this diverts blood flow to the large muscle mass at the expense or vital organs. Strong β_2-activity can also lead to a decrease in diastolic pressure and thus decrease coronary perfusion pressure, which when combined with the strong chronotropic effect of isoproterenol makes perfusion of the myocardium difficult in the setting of ischemic heart disease. And of course, we wanted to avoid the arrhythmogenic properties of norepinephrine, dopamine and isoproterenol.

Figure 1 illustrates the location of adrenergic receptors in the cardiovascular system and how dobutamine's selectivity came about. We illustrated the basic catecholamine, 3,4-dihydroxylphenethylamine, in gray and the dobutamine nitrogen substituent is also in gray. So the complete gray structure is dobutamine, color-coded to match the myocardium, the site where it acts. When the basic phenethylamine molecule has the elements that are in color, undesirable side effects occur. Side effects are always the result of a compound acting on the wrong receptor sites.

Our first step concerned the β-hydroxyl group (shown in green). We found that the β-hydroxyl group contributed more to automaticity in the sinoatrial node and throughout the conducting system than it did to contractility of myocardial muscle. For that reason dobutamine does not have a hydroxyl group. By reducing automaticity in the S-A node through removing that hydroxyl, we reduced chronotropic activity.

The primary amine (NH_2) illustrated in red (either dopamine or norepinephrine) is color-coded to match the cardiac sympathetic nerve fibers. Both dopamine and norepinephrine are taken up very actively by the sympathetic nerve fiber. In the case of dopamine at low to moderate doses its inotropic effect relies on uptake into the sympathetic fiber and the subsequent release of norepinephrine. That leads to a problem if the stores of norepinephrine in the heart are already low. Then one must give a higher dose of dopamine to force it to act directly on the myocardium. With these higher doses comes α-mediated vasoconstriction.

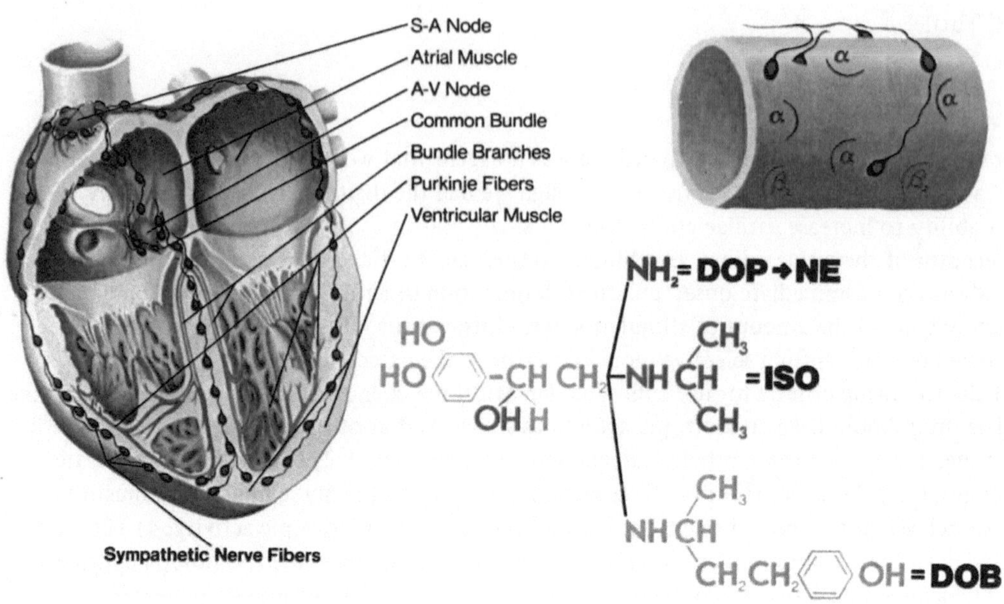

Fig. 1. Structure activity relationship of dopamine, isoproterenol and dobutamine

The blue N-isogropyl group of isoproterenol corresponds to the β_2-receptors in the vasculature primarily in skeletal muscle. The large amine substituent of dobutamine prevents it from entering the adrenergic nerve fiber and therefore it acts directly. Our structure activity relationship studies also showed that the large substituent attenuated the β_2 vascular activity. Similarly the large molecule does not fit well in the α-adrenergic receptor and dobutamine has very minimal α-adrenergic activity. The next figures illustrate some of these points with both animal and clinical data.

Figure 2 illustrates data from dogs showing that dobutamine, in contrast to dopamine, does not rely on the cardiac sympathetic nerve fibers. In these experiments we blocked uptake into the sympathetic nerve fibers with the tricyclic anti-depressant drug, desmethylimipramine (DMI). The solid lines show the changes in cardiac contractility, heart rate and blood pressure before block. The broken lines show the response to dobutamine and dopamine after DMI. Before DMI, the relative inotropic, chronotropic and blood pressure effects of dobutamine and dopamine are similar. However, after uptake and release of endogenous norepinephrine are blocked with DMI, there is a large shift to the right in the inotropic effect of dopamine. Consequently, one must now give a substantially higher dose of dopamine to obtain the inotropic activity and with the higher doses large increase in blood pressure and heart rate are elicited. However, because dobutamine is direct acting there is no shift in its contractility dose response curve after DMI.

The clinical consequence of this is seen in patients with heart failure. Heart failure depletes the heart's norepinephrine stores. Consequently one would have to use higher doses of dopamine (where you begin to have vasocontriction) than you need with dobutamine. Loeb's data from patients with long-standing congestive cardiomyopathies illustrate this point. He designed the experiments depicted in Figure 3 so that each of 12 patients were treated with both dobuta-

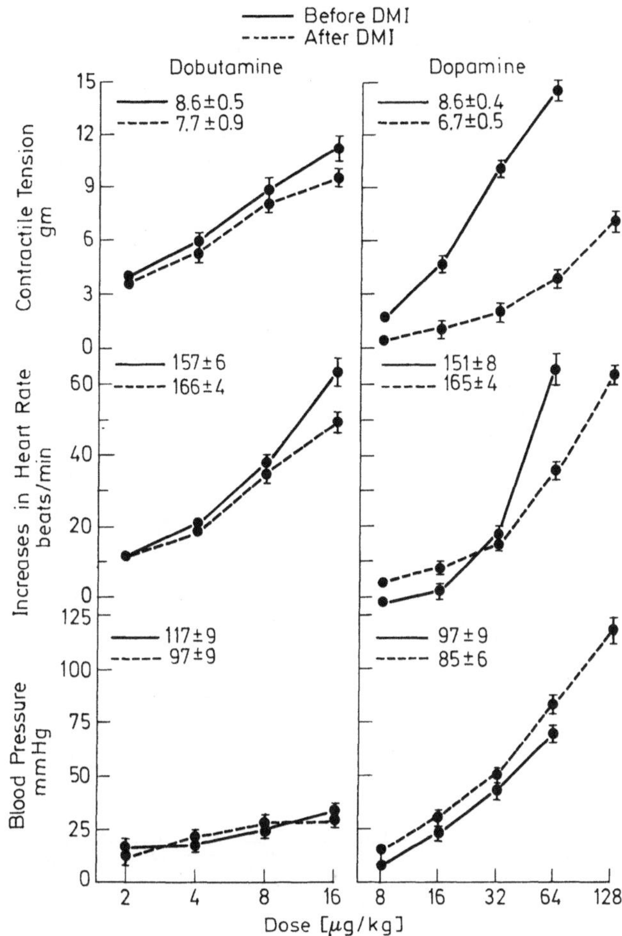

Fig. 2. Effects in dogs of dobutamine and dopamine on contractility, heart rate and blood pressure before and after blocking of uptake into the sympathetic nerve fibers with desmethylimipramine (DMI). – Before DMI, - - - after DMI

mine and dopamine. The protocol called for doses of dobutamine and dopamine that would elicit similar increases in cardiac index. The control point is in the center of the graph. Responses to dobutamine are on the left and those to dopamine are on the right. The figure shows how the left and right ventricular function curves contrast when cardiac index is augmented with dobutamine and dopamine. One sees a marked decrease in filling pressure with dobutamine, however, with dopamine filling pressure actually rose. Obviously, ventricular function was better during dobutamine than during dopamine. Moreover, in some patients dopamine was associated with a worsening of symptoms, an increase in dyspnea and a desaturation of arterial oxygen. I think the explanation for these results is the difference between a direct acting and an indirect acting amine.

Long experience with isoproterenol and norepinephrine has shown that neither drug has changed mortality in cardiogenic shock. In fact these agents often fail to improve ventricular

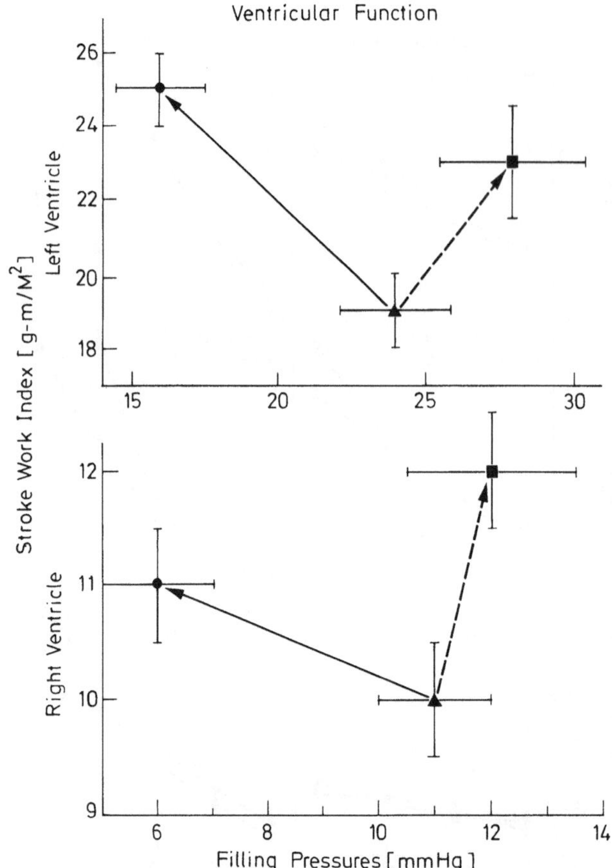

Fig. 3. Left and right ventricular function curves for dobutamine (●) and dopamine (■) versus control (▲) when increases in cardiac index with dobutamine and dopamine are similar

performance in patients most in need of it. The therapeutic failure of these two catecholamines is not surprising. The response to any inotropic drug is proportional to how much good myocardium remains and the dose. When little myocardium is left, one is forced to use a high dose which elicits side effects that make further increases in the dose impossible. So, there is a marked advantage if the side effects are quantitatively less.

I have illustrated this point with data from dogs. Multiple coronary ligations (Fig. 4) made a large proportion of the left ventricle non-functional. We then compared the inotropic effect of isoproterenol, norepinephrine and dobutamine. Figure 5 shows tracings of blood pressure (BP), cardiac contractility (CT), and heart rate (HR) responses to isoproterenol, norepinephrine and dobutamine. With isoproterenol no improvement in blood pressure occurred, the changes in contractility were slight, but nevertheless, a profound sinus tachycardia took place. With norepinephrine the change that stands out is the huge increase in blood pressure. But with dobutamine the prominent feature is cardiac contractility. The dose-related rise in cardiac contractility is associated with restoration of blood pressure and only a minor increase in heart rate.

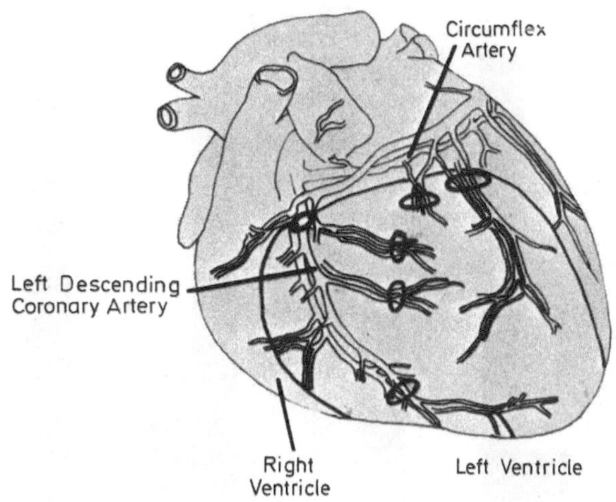

Fig. 4. Multiple coronary ligations as performed in dogs

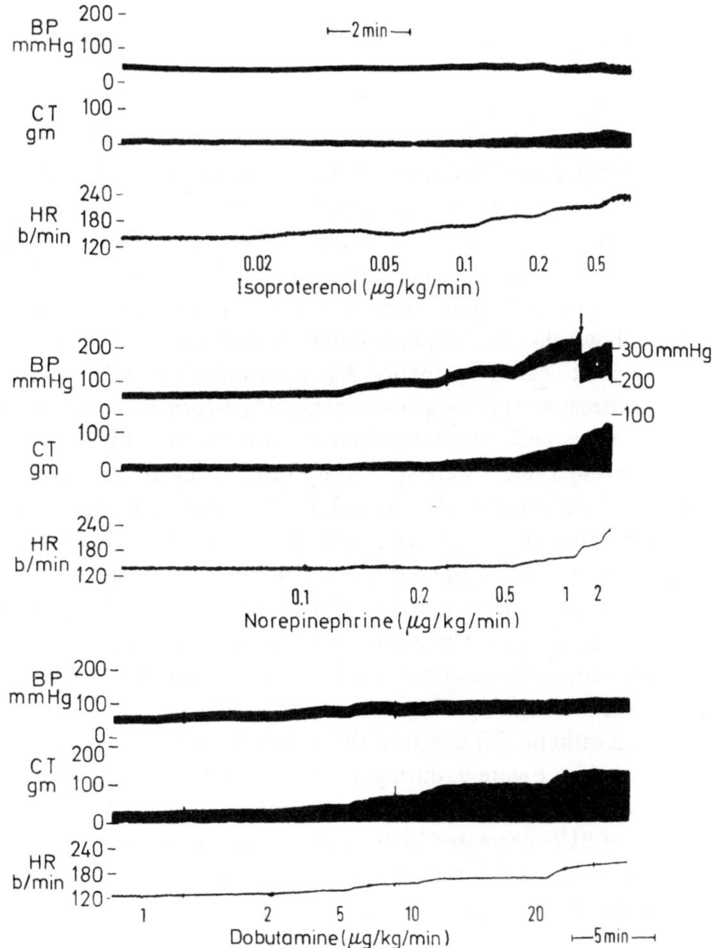

Fig. 5. Heart rate (HR), cardiac contractility (CT) and blood pressure (BP) after infusion of isoproterenol, norepinephrine and dobutamine in the dog

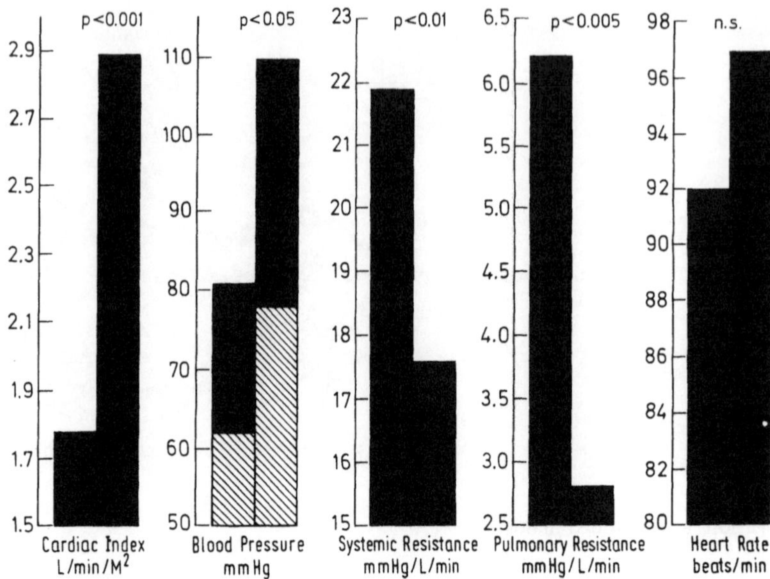

Fig. 6. Effects of dobutamine on 7 patients with cardiogenic shock

Figure 6 shows the hemodynamic effectiveness of dobutamine in cardiogenic shock secondary to massive myocardial infarction. Six of these patients had been resuscitated from ventricular fibrillation several times before being treated with dobutamine. Cardiac index increased significantly with the infusion of dobutamine ($P<0.0001$). Because blood pressure was low due to poor output, the restoration of output restored blood pressure. There was a marked drop in systemic and pulmonary resistances. But note that heart rate was little affected.

Figure 7 shows the dose response curves from 58 patients in severe heart failure (Class III and Class IV) due to cardiomyopathy. Again, as a result of selective activity, when the cardiac output is low because of inadequate contractile performance, dobutamine causes a large increase in cardiac index and the changes in heart rate and blood pressure are relatively slight.

The patients in Table 1 were studied by Leier. They are important because the infusion of dobutamine was longterm (72 hours). In all of these patients the digitalis and diuretic regimen continued as it had been for some time. Before starting the dobutamine infusion there was a 48-hour base period. Figure 8 shows the dobutamine dose response characteristics (2.5-15.0 µg/kg/min). The maintenance dose (70.5 hours) was 10-15 µg/kg/min. The increases in heart rate are not significant. There was no arrhythmogenic activity as assessed by the number of premature ventricular contractions. Nor was the change in arterial pressure significant. The cardiac index remains up after discontinuing dobutamine. Filling pressure measured with a Swan-Ganz catheter fell significantly as did peripheral resistance.

As illustrated by Figure 9, during the 48-hour pre-infusion period the blood urea nitrogen had been rising by 4% per day and the serum creatinine was also increasing. When the infusion commenced BUN decreased by 9% per day and creatinine decreased. Further evidence of the improvement in renal function is illustrated in Fig. 10. Urine flow and urine sodium concentration increased significantly.

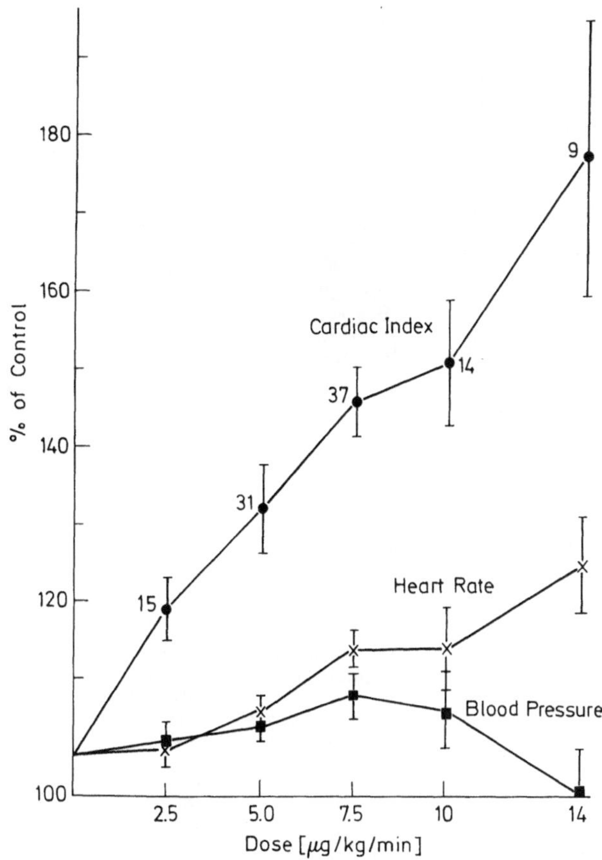

Fig. 7. Dobutamine dose response curves from 58 patients in class III and class IV congestive heart failure

Table 1. Long-term infusion of Dobutamine in severe left heart failure

Patients:
18M, 7F; 16-72 yrs, mean 53 yrs; Class IV
Cardiomyopathy: 21 patients
Valvular disease: 4 patients

Regimens:
Total infusion time: 72 hours
Dose increased at 30 minute intervals from 2.5 to 5.0, 10.0, 15.0 μg/kg/min.
Maximum doses infused for 70.5 hours:
 10 μg/kg/min: 5 patients
 15 μg/kg/min: 20 patients
Digitalis preparations and diuretics.

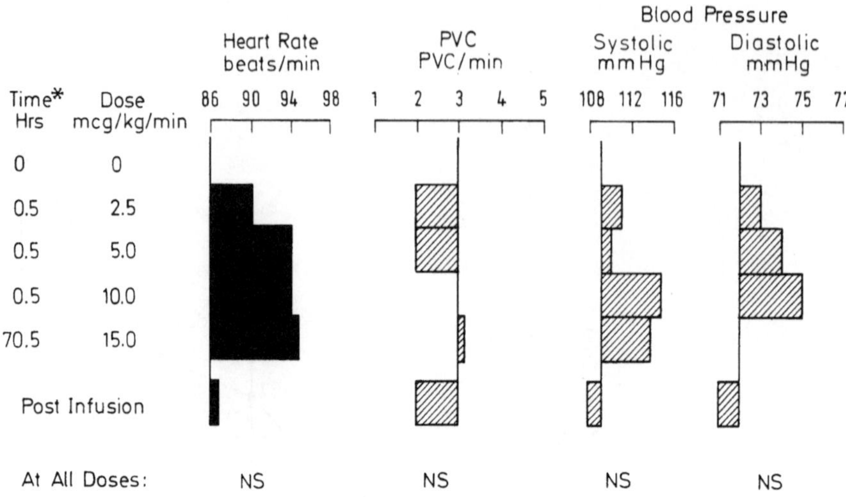

Fig. 8. Dose response characteristics of long-term continuous infusion of dobutamine. Hemodynamic data. NS: not significant

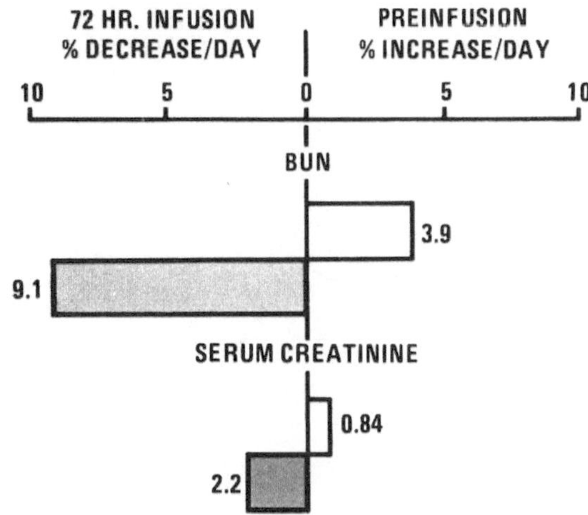

Fig. 9. Per cent daily change in BUN and serum creatinine before and during continuous infusion of dobutamine

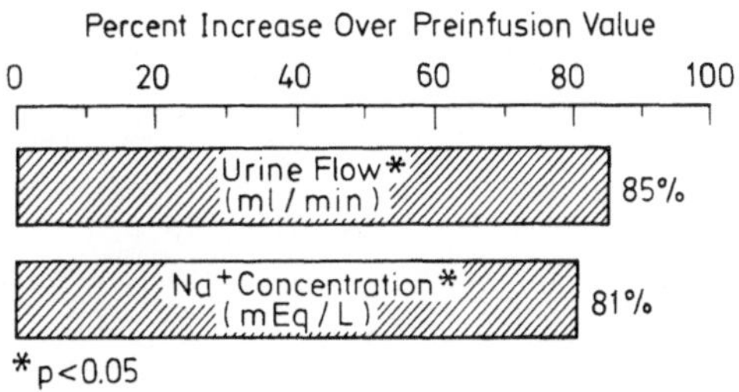

Fig. 10. Effect of 72 hour dobutamine infusion on urine flow and Na$^+$ concentration

Diskussion 1 s. S. 71

Dobutamin-Infusion als Stress-Test zur Bestimmung der Myokardreserve bei kongestiver Cardiomyopathie, obstruktiver coronarer Herzerkrankung und bei normalem Herzen

J. Thormann, R. Ensslen und M. Schlepper

Die selektiv inotrope Wirkung des Dobutamins (D) in den Dosierungen 2-12 μg/kg/min hebt dieses Mittel als ein ideales unter den kontraktilitätsfördernden Aminen heraus, die zur Therapie linksventriculärer Funktionseinschränkung zur Verfügung stehen. In Tierversuchen zusätzlich beobachtete α-Receptorenwirkungen treten offenbar erst bei höheren Dosierungen auf *(2, 3, 5, 6)*. Für die klinische hochdosierte Dobutaminanwendung fehlen systematische Untersuchungen. Es wurde daher die Myokardreserve bei coronarer Herzerkrankung bei Kardiomyopathien u. Normalherzen im Rahmen der Routineherzkatheter-Untersuchung unter hochdosierter Dobutamin-Infusion im Akutversuch bestimmt und ein Vergleich der Wirkungen von Dobutamin und Isoproterenol in äquivalenten hohen Dosierungen auf die Hämodynamik normaler Herzen durchgeführt.

Krankengut

Die angiographischen Untersuchungen wurden an 29 Patienten im Rahmen der Routinediagnostik zur Beurteilung des Coronarbefundes bei Patienten ohne rheumatische Klappenerkrankungen oder kongenitale Vitien durchgeführt. Die Herzkatheteruntersuchung erfolgte ohne Prämedikation.

Gruppe I repräsentierte die kongestive Kardiomyopathie (CCM) bestehend aus 4 Patienten (1 Frau, 3 Männer) mit einem mittleren Alter von 41 ±9 (30-51) Jahren. 2 Patienten hatten den klinischen Schweregrad II-III, 2 Patienten III nach der New York Heart Association. Im EKG hatten 4 Patienten intraventriculäre Erregungsausbreitungsstörungen und 2 AV-Überleitungsstörungen. Die Angiographie zeigte große Volumina und relativ dünnwandige Ventrikel und weite vollständige Coronararterien in der Coronarographie.

Die *Gruppe II* repräsentierte die coronare Herzerkrankung = CAD, bestehend aus 9 Patienten (2 Frauen, 7 Männer) mit einem mittleren Alter von 52 ± 8 (42-62) Jahren. Zwei Patienten hatten den klinischen Schweregrad II, 5 Patienten II-III, 2 Patienten III. Im EKG hatten 6 Patienten eine Vorderwandinfarktnarbe, 2 eine Hinterwandinfarktnarbe und 1 dokumentierte Paroxysmen von Vorhofflattern bei krankem Sinus-Knoten-Syndrom. Angiographisch stellten sich bei 3 Patienten Aneurysmen des linken Ventrikels dar, und die Coronarografie ergab obstruktive Erkrankungen ($\geq$ 70%ige Okklusionen) von einem Gefäß bei einem Patienten, von 2 Gefäßen bei 4 Patienten und von 3 Gefäßen bei 3 Patienten.

Die *Kontrollgruppe (III)* bestand aus 6 Patienten, bei denen die Herzkatheteruntersuchung keine Hinweise für Klappenvitien und die Coronargraphie keine Hinweise für eine obstruktive coronare Herzerkrankung erbracht hatte. Die Patienten hatten entweder funktionelle Herzgeräusche oder nicht kardial bedingte Thoraxschmerzen. Das Alter in dieser Gruppe, bestehend aus 2 Frauen und 4 Männern, betrug 45 ± 12 (23-56) Jahre.

Gruppe IV bestand aus 10 Patienten mit einem Alter von 47 ±14 Jahren ohne Hinweise für Klappenvitien oder obstruktive Coronarerkrankung, deren funktionelle Herzgeräusche bzw. nicht kardial bedingte Thoraxschmerzen durch Herzkatheter nachgewiesen worden waren.

Methodik

Vor jeder Kontrastmittelgabe wurden Herzfrequenz, aortaler, linksventriculärer Druck und dp/
dt gemessen. Im Anschluß an die Druckregistrierung wurden über den Pigtailkatheter 40-60 ml
Urografin 76 in den linken Ventrikel (Fa. Cordes) injiziert. Gleichzeitig wurde mit 48 Bildern/
sec. mit einem 35 mm-Film unter EKG-Registrierung der linke Ventrikel in RAO-Projektion
monoplan gefilmt. Sofort nach der Injektion wurden Aortendruck und EKG fortlaufend mit
100 mm/sec. weiter registriert. Nach der Ventrikulographie wurde die Bildvergrößerung mit ver-
schieden großen Eichkugeln festgelegt.
Coronarografien nach der Judkins-Technik erfolgten im Anschluß an die erste Lävokardiographie.
Herzfrequenz, aortale und linksventriculäre Drucke sowie dp/dt wurden erneut während der
kontinuierlichen Dobutamin-Infusion von 14 μg/kg/min. (=Dosis A) gemessen.
Die Lävokardiografie wurde nach einer Stabilisierungspause während kontinuierlicher Dobutamininfusion von 35 μg/kg/min (= Dosis B) wiederholt. Die simultane EKG und linksventriculäre Druckregistrierung, gefolgt von der Aortendruckregistrierung, erfolgte mit einer Papiergeschwindigkeit von 100 mm/sec. Im Anschluß an die 2. Lävokardiographie unter Dobutamin wurden EKG und Aortendruck mindestens 20 min. lang mit einer Papiergeschwindigkeit von 10
mm/sec weiter registriert.
Bei der Gruppe IV wurde der gesamte Untersuchungsgang in gleicher Weise durchgeführt. An
Stelle der Dobutamininfusion mit 35 μg/kg/min, wurde jedoch hier eine äquivalente Dosis
Isoproterenol mit 0,3 μg/kg/min, angewendet.
Die quantitative Auswertung der Ventriculogramme erfolgte nach der Flächen-Längenmetho-
de *(7)*. Die mittlere cirumferentielle Faserverkürzungsgeschwindigkeit der Muskelfasern (V_{CF})
wurde aus der prozentualen Verkürzung des Äquators, dividiert durch die Austreibungszeit, be-
rechnet. Die Austreibungszeit wurde von den während der Injektion geschriebenen Aortendruck-
signalen gemessen und als die Zeit von Aortenklappenöffnung bis Aortenklappenschluß bestimmt. Die statistische Auswertung erfolgte nach dem t-Test.
Die Ausgangswerte für die beiden Gruppen mit herzgesunden Patienten (Gruppe III und Gruppe IV) wurden nach Feststellung statistischer Gleichheit (P>0,005) als Kontrollgruppe zusam-
mengefaßt und die Abweichungen der einzelnen Parameter vom Kontrollwert nach äquivalenten Infusionsdosen Dobutamin 35 μg/kg/min und Isoproterenol 0,3 μg/kg/min miteinander
verglichen.

Ergebnisse

In Abb. 1 sind die hämodynamischen Veränderungen nach 35 μg/kg/min. Dobutamin und
0,3 μg/kg/min. Isoproterenol dargestellt. Die gepunkteten Säulen zeigen die mittleren Ausgangswerte hämodynamischer Parameter von 16 herzgesunden Patienten der Gruppen III und
IV, die gestrichelten Säulen die mittleren absoluten Änderungen von 6 solcher Patienten unter
Dobutamininfusion 35 μg/kg/min und die schwarzen Säulen die Änderungen der Parameter
bei 10 der Patienten unter Isoproterenolinfusion 0,3 μg/kg/min. Die gewählten Dosierungen
von Dobutamin und Isoproterenol stellen maximale Dosen dar und sind nach Robie et al. *(5,
6)* kontraktilitätssteigernd äquipotent.
Die Herzfrequenz (HR) fiel nach Dobutamin (D) von 76/min um -14% signifikant ab und stieg
nach Isoproterenol (I) um 71% signifikant an (p<0,05 und p<0,001).

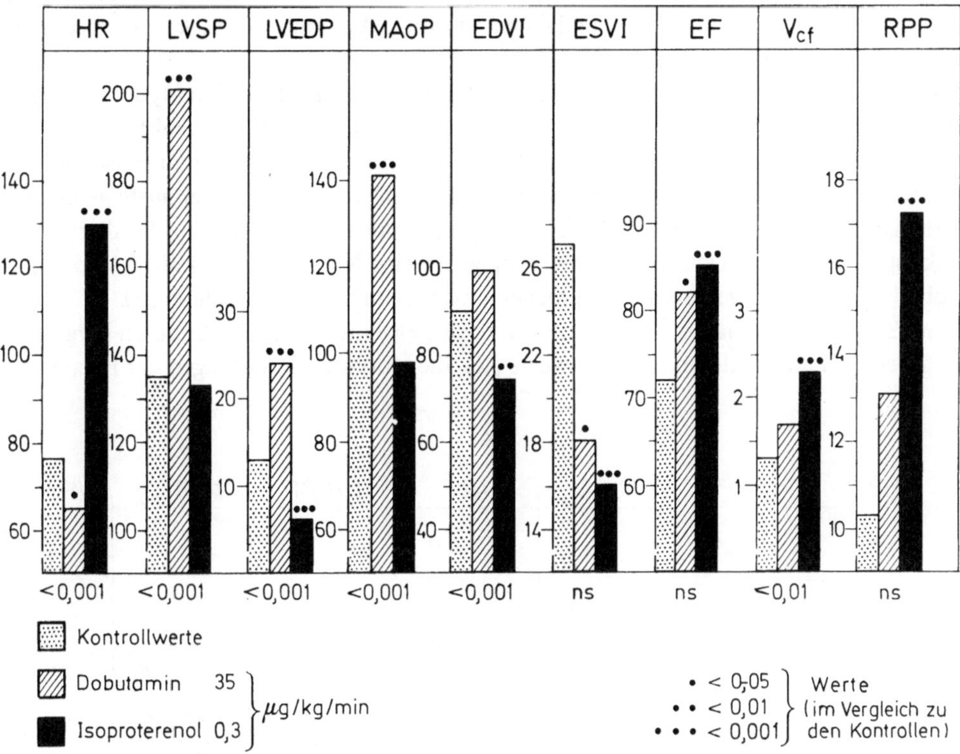

Abb. 1. Hämodynamische Veränderungen nach Dobutamin (35 μg/kg/min) und Isoproterenol (0,3 μg/ kg/min)

Der linksventriculäre Spitzendruck (LVSP) stieg nach I von 135 mm Hg um 49% (p<0,001) und blieb nach I unverändert (p<0,05).

Der linksventriculäre enddiastolische Druck (LVEDP) stieg nach D von 13 mm Hg um 85% (p<0,001) und fiel nach I um −54% (p<0,001) ab. Der mittlere Aortendruck (MAOP) stieg nach D. von 105 mm Hg um 34% und blieb nach I. unverändert. Das enddiastolische Volumen (EDVI) änderte sich nicht signifikant nach D und fiel nach I um − 18% ab (p<0,01).

Das enddiastolische Volumen (ESVI) fiel nach D von 27 ml/m^2 um -33% (p<0,05) und nach I um −41% (p<0,001) ab. Die Ejektionsfraktion stieg nach D von 72% um 14% (p<0,05) und nach I um 18% (p<0,001) an.

Die circumferentielle Faserverkürzungsgeschwindigkeit (V_{CF}) änderte sich nach D nicht signifikant und stieg nach I um 77% signifikant (p<0,001) an.

Das Druckfrequenzprodukt (RPP) änderte sich nach D nicht signifikant, nach I stieg es um 68% (p<0,001) an.

Änderungen hämodynamischer Parameter Dobutamin versus Isoproteronol waren signifikant unterschiedlich für die Herzfrequenz mit 100%, für den linksventriculären Spitzendruck mit −34%, für den linksventriculären enddiastolischen Druck mit −75%, für den mittleren Aortendruck mit −30%, für das enddiastol. Volumen mit −25% und für die circumferentielle Faserverkürzungsgeschwindigkeit mit 38%.

Es ergaben sich keine signifikanten Differenzen in der Dobutamin-versus Isoproterenolwirkung
der hämodynamischen Änderungen für das endsystolische Volumen, die Ejektionsfraktion und
das Druckfrequenzprodukt (p>0,05).
Aus der Übersicht geht hervor, daß hohe Isoproterenoldosen am gesunden Myocard stärker
kontraktilitätssteigernd wirken als äquivalent hohe Dosen Dobutamin. Charakteristisch für
die Dobutaminwirkung aber sind, im Gegensatz zur Isoproterenolwirkung, praktisch unverän-
derte, wenn nicht abfallende Herzfrequenzen und der dabei ungleich höher ansteigende linksventriculäre Spitzendruck. Dieser starke Anstieg ohne gleichzeitigen Anstieg des diastolischen
Drucks spricht in dieser Dobutamin-Dosierung gegen eine Noradrenalin-ähnliche Wirkung. Am
peripheren Widerstand gemessen, entsprechen unsere Befunde denen anderer *(2)*.
In Abb. 2 sind hämodynamische Änderungen nach steigenden Dosen Dobutamin dargestellt.
Angegeben sind die mittleren Ausgangswerte (R), die absoluten Änderungen der Parameter

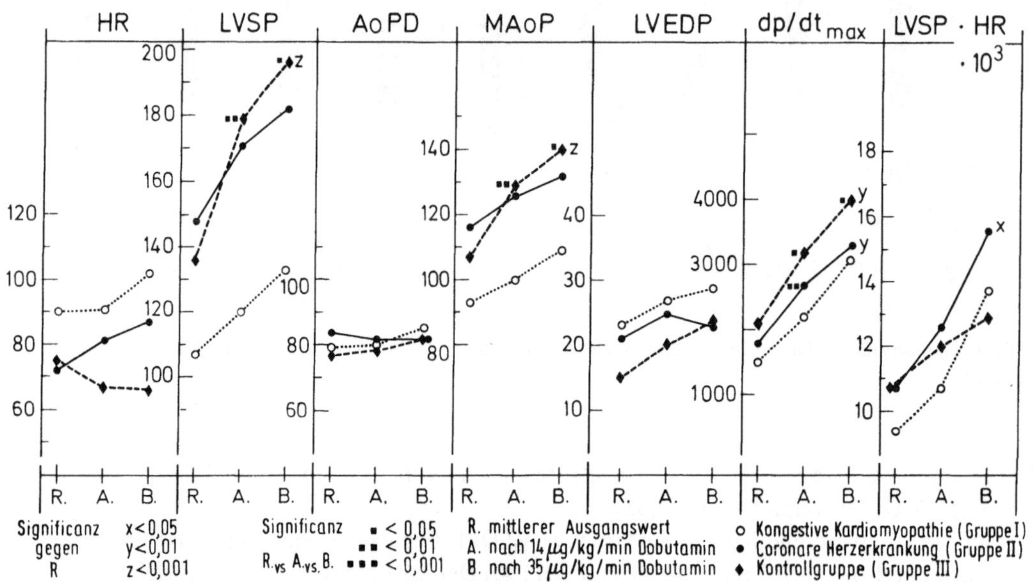

Abb. 2. Hämodynamische Veränderungen nach steigenden Dosen Dobutamin

unter Dobutamininfusion 14 µg/kg/min. (A) und unter 35 µg/kg/min. (B). Die Signifikanzgrade
zwischen den Ausgangswerten in Ruhe (R) und dobutamininduzierten absoluten Änderungen
unter den Dosen A und B erscheinen als x, y und z, diejenigen für den Vergleich zwischen den
Mittelwerten R versus A versus B sind durch ein bis drei Quadrate in Reihe bezeichnet.
Für die Herzfrequenz (HR) waren die Änderungen unter der Dosis A und B nicht signifikant.
Der linksventriculäre Spitzendruck (LVSP) in Gruppe I stieg von 107 mm Hg um 12% nach
der Dosis A und um weitere 11% nach der Dosis B an. In Gruppe II stieg er von 148 mm Hg
um 16% und 6% und in der Gruppe III von 136 mm Hg um 32 und 9% signifikant an. Der aor-
tale diastolische Druck (AOPD) blieb nach Dosis A und B bei allen Gruppen ohne wesentliche
Änderungen um 80 mm Hg (p>0,05).

Der mittlere Aortendruck (MAOP) in Gruppe I blieb unter Dosis A und B gleich, ebenfalls in Gruppe II. In der Gruppe III stieg er von 7 mm Hg um 21 und 8% signifikant an.

Die Änderungen des linksventriculären enddiastol. Drucks (LVEDP) unter Dosis A und B waren nicht signifikant.

Die Änderungen dp/dt max in Gruppe I unter der Dosis A und B waren nicht signifikant. In der Gruppe II stieg dp/dt max von 1800 um 50% signifikant an und änderte sich unter der Dosis B nicht signifikant. In Gruppe III stieg dp/dt max von 200 40 um 57% (A) und weiter um 25% (B) signifikant an.

Aus Abb. 2 ist also ersichtlich, daß eine Steigerung der Dobutamindosis um mehr als das Doppelte einen nahezu linearen Anstieg der Parameter in den drei untersuchten Gruppen zur Folge hat. Die Steigerung der Herzkraft äußert sich in einem isolierten Anstieg des LV-Spitzendruk- kes und des dp/dt max ohne wesentliche Frequenzerhöhung oder Zunahme des peripheren Widerstandes [entsprechend den Befunden anderer *(2, 3)*], ersichtlich aus dem nicht angestie- genen aortalen diastolischen Druck.

In Tabelle 1 sind schließlich Mittelwerte und mittlere Fehler der Mittelwerte unserer angiogra- phischen Resultate und aller Druck- und Kontraktilitätsparameter für die drei Gruppen zusam- mengestellt. Unter A erscheinen die Ausgangswerte. Unter B die Werte, die während konti- nuierlicher Dobutamininfusion von 35 μg/kg/min, gemessen wurden. Die 3 üblichen Signifikanz- grade für die Veränderungen Δ % A versus B sind mit hochgestelltem X, Y und Z bezeich- net. Die Signifikanzgrade der Wertunterschiede gegenüber der Kontrollgruppe III durch ein bis drei hochgestellte Kreuze. Das Alter war in allen 3 Gruppen gleich (p>0,05), in der Grup- pe I mit Cardiomyopathie waren die dobutamininduzierten Druckänderungen des linken Ven- trikels (Spitzendruck und enddiastolischer Druck) und der Aorta (mittlerer Aortendruck) so- wie die Änderungen der Herzfrequenz und des Druckfrequenzprodukts (RPP) nicht signifikant unterschiedlich (p>0,05), während sich die 49%ige Zunahme des Schlagvolumenindexes als signifikant erwies (p<0,01).

Ausgenommen dp/dt max (p>0,05) war die Zunahme der Kontraktilitätsparameter EF mit 55% und V_{CF} mit 65% signifikant (p<0,01 bzw. 0,001). Die Gruppe II mit coronarer Herzer- krankung zeigte eine signifikante Zunahme des linksventriculären Spitzendrucks um 33% (p<0,01), des mittleren Aortendrucks um 24% (p<0,01) sowie der Herzfrequenz um 19% (p<0,05).

Ausgenommen dp/dt max mit einer signifikanten Steigerung von 82% (p<0,001) zeigten die Kontraktilitätsparameter, Ejektionsfraktion und VCF sowie die Volumina und der Schlagvo- lumenindex keine signifikanten Zunahmen nach Dobutamin (p>0,05). In der Kontrollgruppe III, führte Dobutamin zur signifikanten Erhöhung der linksventriculären Drucke u. zw. des Spitzendrucks um 45% (p<0,001) und des enddiastolischen Druckes um 71% (p<0,05), und des mittleren Aortendruckes um 28% (p<0,001). Die Anstiege der Kontraktilitätsparameter dp/dt max mit 96%, der Ejektionsfraktion mit 14% und V_{CF} mit 28% waren ebenfalls signifi- kant (p<0,01 bzw. 0,001). Die Herzfrequenz fiel signifikant um −17% ab (p<0,05).

Das Zeitintervall zwischen Ende der Dobutamininfusion und dem Wiedererreichen des aortalen Druckausgangswertes betrug 9,3 ± 1,3 (7-12) min. Rebound-Phänomene wurden nicht beob- achtet.

Im Gegensatz zu Coronarkranken profitierten die Kardiomyopathiepatienten durch hochdo- sierte Dobutamininfusion mit einem über 50%igen Anstieg der Kontraktilitätsparameter. Es könnte sich dadurch eine gewisse Charakteristik beider Erkrankungen manifestieren: Eine Art „Noradrenalin-Hunger" des entspeicherten Myokards bei Kardiomyopathie, wie er von Braunwald et al. *(1)* postuliert wurde und ein bereits besonders hoher Noradrenalinspiegel

Tabelle 1. Haemodynamische Parameter vor und während Dobutamininfusion (35 μg/kg/min)

Gruppen		Alter (Jahre)		Herzfrequenz Schläge/min		LVSP (mmHg)		LVEDP (mmHg)	
				A	B	A	B	A	B
Kongestive Myokardiopathie I (n = 4)	$\bar{x} \pm s_{\bar{x}}$	41 ±5		90 ±9	94[+] ±11	114 ±11	140[++] ±16	22[+] ±3	28 ±4
	Δ % A.vs.B			5%		23%		27%	
Coronare Herz-erkrankung II (n = 9)	$\bar{x} \pm s_{\bar{x}}$	52 ±3		70 ±4	83[+] ±6	134 ±8±	178 ±10	18 ±1	23 ±4
	Δ % A.vs.B			19%		33%		32%	
Kontrollen III (n = 6)	$\bar{x} \pm s_{\bar{x}}$	45 ±5		78 ±5	65 ±3	139 ±6	201 ±5	14 ±1	24 ±3
	Δ % A.vs.B			− 17%[x]		45%[z]		71%[x]	

Gruppen		MAOP (mmHg)		dp/dt max (mm/sec)		S V I (ml/m^2)		E F (%)	
		A	B	A	B	A	B	A	B
Kongestive Myokardiopathie I (n = 4)	$\bar{x} \pm s_{\bar{x}}$	97 ±7	111[+] ±12	1500 ±265	3050 ±1096	56 ±4	84 ±3	38[++] ±9	59[++] ±7
	Δ % A.vs.B	15%		103%		49%[y]		55%[y]	
Coronare Herz-erkrankung II (n = 9)	$\bar{x} \pm s_{\bar{x}}$	106 ±6	131 ±6	1867 ±90	3389[+] ±226	50[+] ±3	55[+] ±4	47[++] ±5	50[++] ±5
	Δ % A.vs.B	24%[y]		82[z]		10%		6%	
Kontrollen III (n = 6)	$\bar{x} \pm s_{\bar{x}}$	110 ±4	141 ±3	2233 ±211	4367 ±408	63 ±4	81 ±9	72 ±2	82 ±2
	Δ % A.vs.B	28%[z]		96%[z]		29%		14%[z]	

Gruppen		V$_{CF}$ (circ/sec)		EDVI (ml/m^2)		ESVI (ml/m^2)		RPP x 10^3	
		A	B	A	B	A	B	A	B
Kongestive Myokardiopathie I (n = 4)	$\bar{x} \pm s_{\bar{x}}$	0,62[++] ±.17	1.02[+] ±.20	168 ±37	178 ±33	112 ±39	95[+] ±33	10.1 ±1.1	13.1 ±1.9
	Δ % A.vs.B	65%[z]		6%		−15%		30%	
Coronare Herz-erkrankungen II (n = 9)	$\bar{x} \pm s_{\bar{x}}$	0.83[++] ±.10	0.94[++] ±.09	117 ±12	116 ±14	66[+] ±12	61[++] ±11	9.4 ±7	14.4 ±8
	Δ % A.vs.B	13%		−1%		−8%		54%[z]	
Kontrollen III (n = 6)	$\bar{x} \pm s_{\bar{x}}$	1.30 ±.08	1.67 ±.13	88 ±7	99 ±13	25 ±3	18 ±3	10.8 ±.7	13.1 ±.7
	Δ % A.vs.B	28%[y]		13%		−18%		21%	

p-Werte A gegen B.   x =   P < .05
                      y =   P < .01
                      z =   P < .001

p-Werte I. II gegen Kontrolle: + = P < .05
                                        ++ = P < .01
                                        +++ = P < .001

bei Coronarkranken, wie von der Arbeitsgruppe Kübler *(19)* 76 nachgewiesen, welcher zusätzliche Aminangebote nicht mehr wirksam werden läßt *(4)*.

Unter Dobutamininfusion hatten die Patienten ausnahmslos das Gefühl eines verstärkten Pulsierens ihres Herzens, fortgeleitet in die Hals- und Abdominalregion; eine verstärkte ventriculäre Extrasystolie wurde dreimal von 19 Fällen, bei je einem Patienten der 3 Gruppen, beobachtet, wobei eine Auslösung durch Katheter nicht ausgeschlossen werden kann. In den 3 Fällen der Gruppe II (Coronarkranken), bei denen nach Angiographie unter Dobutamin eine Angina pectoris ausgelöst wurde, konnte der Schmerz durch Nitrogabe in 2 Fällen und durch intravenöse Gabe eines β-blockierenden Mittels in einem Fall unterdrückt werden.

Zusammenfassung

1. Dobutamin in hohen Dosen führt zu einer wesentlichen Zunahme des linksventriculären Spitzendruckes und der Kontraktilitätsparameter. Auch unter Isoproterenol wird eine positive Inotropie erreicht, jedoch unter Inkaufnahme einer erheblichen Frequenzzunahme, sodaß das Druck-Frequenzprodukt, ein grobes Maß des myokardialen Sauerstoffverbrauchs, stärker ansteigt. Es könnte daraus geschlossen werden, daß Dobutamin seine positiv inotrope Wirkung sauerstoffsparender entfaltet.

2. Erhöhung der Dobutamininfusion von 14 auf 35 $\mu g/kg/min.$ führt zu einer linearen Verstärkung der Effekte auf LV-Drucke und Kontraktilitätsparameter, ohne dabei Noradrenalinähnliche Wirkungen zu entfalten und ohne eine erhöhte Irritabilität des Myokards zu entwickeln.

3. Besonders Kardiomyopathien vom kongestiven Typ können von hochdosierter Dobutamin-Therapie hinsichtlich einer Kontraktilitätssteigerung profitieren. Der Perfusionsdruck wird bei Coronarkranken mit Erkrankung von 2-3 Gefäßen angehoben, allerdings auf Kosten einer 19% Frequenzerhöhung.

Literatur

1. Braunwald, E., Lambrew, C.T., Harrison, D.C., Morrow, A.G.: In: [Wholstenholme and O'Connor (Hrsg.)] Cardiomyopathies. Ciba Foundation Symposion, London: Churchill 1964.
2. Holloway, G.A., Fredrickson, E.L.: Dobutamine, a new beta-agonist. Anesthesia and Analgesia – Current Researches *53*, 616-623 (1974)
3. Loeb, H.S., Khan, M., Klodnycky, M.L., Sinno, M.Z., Towne, W.D., Gunnar, R.M.: Hemodynamic effects of dobutamine in man. Circulatory Shock *2*, 29-35 (1975)
4. Mäurer, W., Mehmel, H.C., Zebe, H., Opherk, D., Müller, J.H., Kübler, W.: Freisetzung endogener Katecholamine in den Koronarsinus durch isometrische Belastung und frequente Vorhofstimulation bei koronarer Herzkrankheit. Verh. Dtsch. Ges. Kreislaufforschg. *42*, 294-296 (1976)
5. Robie, N.W., Nutter, D.O., McNay, J.L.: Dobutamine: Evaluation of relative alpha- and beta-adrenergic properties. Fed. Proc. *32*, 742 (1973)
6. Robie, W.R., Nutter, D.O., Moody, C., McNay, J.L.: In vivo analysis of adrenergic receptor activity of Dobutamine. Circulation Res. *34*, 663-671 (1974)
7. Sandler, H., Dodge, H.T.: The use of single plane angiograms for the calculation of left ventricular volume in man. Am. Heart J. *75*, 325 (1968)

Diskussion 2 s. S. 72

Einfluß von Dobutamin auf die Hämodynamik herzinsuffizienter Patienten

W. Delius, A. Wirtzfeld, H. Sebening und P. Mathes

Die Therapie der akuten Herzinsuffizienz und des „low output-Syndroms" ist differenzierter geworden. Auf der einen Seite des therapeutischen Spektrums stehen die Vasodilatatoren, insbesondere die Nitrate, auf der anderen die Sympathicomimetica, dazwischen die Diuretica und Digitalis. Liegt eine Coronarinsuffizienz der Herzinsuffizienz zugrunde, ist man mit dem Einsatz positiv-inotroper und chronotroper Substanzen zurückhaltender geworden, da aufgrund des erhöhten Sauerstoffverbrauchs nachteilige Wirkungen für das noch funktionstüchtige Myokard befürchtet werden. Andererseits muß bei Verwendung von z.B. Nitraten ein ausreichender Perfusionsdruck im Coronargefäßsystem gewährleistet sein, um kritisch perfundierte Myokardbezirke nicht noch stärker zu gefährden. Unter bestimmten Bedingungen wird man deshalb selbst bei coronarinsuffizienten Patienten nicht auf Sympathicomimetica (häufig in Kombination mit Nitraten) verzichten wollen. Dies gilt insbesondere auch bei Versagen der myokardialen Pumpfunktion nach Operation an der Herz-Lungen-Maschine, bei dekompensierten Vitien und bei kongestiver Kardiomyopathie. Es bietet sich deshalb an, die hämodynamische Wirkung eines neuen Catecholamins, nämlich Dobutamin, zu prüfen, das sich nach bisher vorliegenden Erfahrungen durch ausgeprägte inotrope Aktivität bei gleichzeitig relativ geringer chronotroper und vasculärer Aktivität auszeichnen soll *(1, 2, 3, 4, 9, 11, 13, 14).*

Patienten und Methodik

Untersucht wurden insgesamt 9 Patienten im Alter von 22 bis 53 Jahren. Bei 4 Patienten bestand eine kongestive Kardiomyopathie, bei 2 Patienten eine coronare Herzkrankheit mit grossem dilatiertem, z.T. hypokinetischem linken Ventrikel und bei einem Patienten eine schwere rheumatische Myokarderkrankung mit Mitralinsuffizienz. Ein weiterer Kardiomyopathiefall mit vergrößertem, stark hypertrophiertem linkem Ventrikel wurde der hypertrophischen, nicht obstruktiven Kardiomyopathie zugerechnet. Ein Patient mit coronarer Herzkrankheit, bei dem Pindolol (3x5 mg/Tag) für die Untersuchung versehentlich nicht abgesetzt worden war, wird gesondert besprochen. Sämtliche Patienten waren über Art und Durchführung der Untersuchung informiert worden.
Nach Abschluß der routinemäßigen Rechts- und Linksherzkatheterisation, linksventriculären Angiographie und selektiven Coronarangiographie (ohne vorherige Gabe von Isosorbiddinitrat) wurden nach einem Intervall von 20 Minuten die Drücke im rechten und linken Herzen, sowie das Minutenvolumen mit der Farbstoffverdünnungsmethode als Kontrollwerte nochmals gemessen. Sodann wurde Dobutamin in Dosen von 5 und 7,5 µg/kg/min für jeweils 15 Minuten intravenös infundiert und gegen Ende jeder Infusionsperiode die Messung der hämodynamischen Parameter wiederholt. Noch während der Infusion mit 7,5 µg/kg/min wurde eine 2. Ventriculographie im 1. schrägen Durchmesser durchgeführt, um Änderungen der enddiastolischen und endsystolischen linksventriculären Volumina, der Auswurffraktion und der mittleren circumferentiellen Faserverkürzungsgeschwindigkeit unter der Einwirkung von Dobutamin zu erfassen. Die Berechnung der Ventrikelvolumina sowie der Austreibungsfraktion erfolgte nach der Flä-

chen-Längen-Methode nach Dodge et al. *(5)*. Die Ventriculogramme vor und während Dobutamin waren in genau gleicher Position im 1. schrägen Durchmesser angefertigt worden. Zur Eichung und Ausmessung der Ventrikelgröße wurde ein Gitter in Ventrikelhöhe mitgefilmt. Während der gesamten Versuchsdauer wurde das Elektrokardiogramm kontinuierlich zur Bestimmung von Herzfrequenz und Extrasystoliehäufigkeit mitregistriert. Alle Patienten hatten Sinusrhythmus. Für die statistische Auswertung wurde Students t-Test (paarige Gruppen) verwendet. Im Text sind Mittelwerte und Standardabweichungen des Mittelwertes ($\overline{x} \pm s\overline{x}$) angegeben.

Ergebnisse

Der *Herzindex* war bei der Dosis von 5 µg/kg/min von 2,2 ± 0,2 l/min/m^2 auf 3,1 ± 0,3 l/min/m^2 (p<0,005) angestiegen (Abb. 1). Mit der nächsthöheren Dobutamin-Dosis (7,5 µg/kg/min.) war nur noch ein geringfügiger, gegenüber der Dosis von 5 µg/kg/min. nicht signifikant unterschiedlicher Anstieg auf 3,3 l/min/m^2 zu erzielen.

Aus den Abbildungen 1 und 2 geht deutlich hervor, daß der Anstieg des Herzindex nach 5 µg/kg/min. bei nahezu unveränderter *Herzfrequenz* zustande gekommen ist. In 3 Fällen war die Herzfrequenz sogar abgefallen, was mit baroreflektorischer Frequenzhemmung bei leichtem Anstieg des systolischen Blutdruckes erklärt werden kann. Mit 7,5 µg/kg/min. wird dagegen ein positiv-chronotroper Effekt deutlich, der jedoch immer noch geringfügig ist. Die Herzfrequenz war jetzt im Mittel von 80/min auf 87/min. (p<0,005) angestiegen.

Das *Schlagvolumen* (Abb. 3) war in allen Fällen nach 5 µg/kg/min größer geworden; im Mittel betrug der Zuwachs 33% (p<0,005). Die Reaktion auf 7,5 µg/kg/min war unterschiedlich; 3 Patienten wiesen noch einen weiteren leichten Anstieg auf, bei den übrigen blieb das Schlagvolumen unverändert oder fiel sogar leicht ab. Im Durchschnitt war keine Änderung des Schlagvolumens von der einen Dosis zur anderen festzustellen.

Der *systolische Aortendruck* war nach 5 µg/kg/min im Durchschnitt um 14% (p<0,001), nach 7,5 µg/kg/min um 23% (p<0,005) gegenüber dem Ausgangswert angestiegen (Abb. 4), während der *diastolische Druck* und der *Mitteldruck* keine signifikanten Änderungen erfuhren. Der *Widerstand im Systemkreislauf* (Abb. 5) war nach 5 µg/kg/min vom Ausgangswert 1858 ± 174 auf 1439 ± 133 dyn x sec. x cm^{-5} (p <0,001) abgefallen, nach 7,5 µg/kg/min auf 1444 ± 157 dyn x sec. x cm^{-5}. Der Pulmonalarterienwiderstand wurde auf 5µg/kg/min von 579 ± 103 auf 402 ± 85 dyn x sec. x cm^{-5} (p<0,005) und nach 7,5 µg/kg/min auf 365 ± 82 dyn x sec. x cm^{-5} (p<0,005) reduziert. Der Pulmonalkapilarwiderstand blieb unverändert.

Der *enddiastolische linksventriculäre Druck* fiel unter Dobutamin in der Mehrzahl der Fälle deutlich ab. Vom Ausgangswert 21 ± 3 mm Hg konnte er mit 5 µg/kg/min auf 16 ± 2 mm Hg (p<0,02), mit 7,5 µg/kg/min auf 14 ± 3 mm Hg (p<0,01) gesenkt werden. In keinem Fall wurde ein Druckanstieg registriert.

Die Beziehung zwischen Schlagvolumen- und linksventriculärer Füllungsdruckänderung (Abb. 6) veranschaulicht die Besserung der linksventriculären Funktion durch Dobutamin.

Eine von den übrigen Patienten abweichende Reaktion auf Dobutamin wurde bei einem 43-jährigen Patienten festgestellt, der ein halbes Jahr zuvor einen Herzinfarkt durchgemacht hatte und seither mit Pindolol (3x5 mg/d) und Digoxin (3x0,125 mg/d) behandelt worden war. Bei diesem Patienten war der linksventriculäre Füllungsdruck von 10 auf 17 mm Hg (nach 5 µg/kg/min.) und dann auf 21 mm Hg (Dosis: 7,5 µg/kg/min) angestiegen. Gleichzeitig hatte sich der systolische Druck von 122 auf 132 bzw. 160 mm Hg erhöht. Der Herzindex betrug in

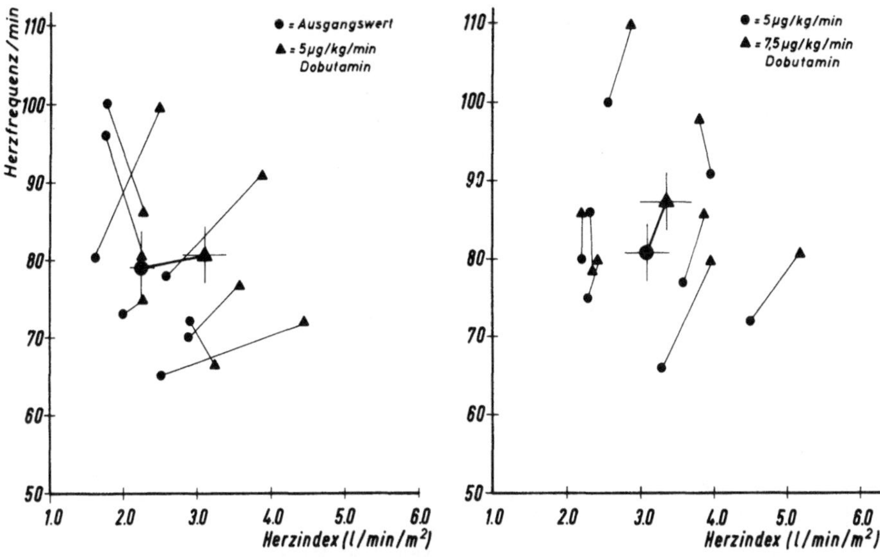

Abb. 1. Wirkung von Dobutamin, intravenös infundiert in den Dosen von 5 μg/kg/min (links) und 7,5 μg/ kg/min (rechts), auf den Herzindex. Die stärker ausgezeichneten Symbole stellen Mittelwert $\pm$ SEM unter Kontrollbedingungen und während Dobutamin dar

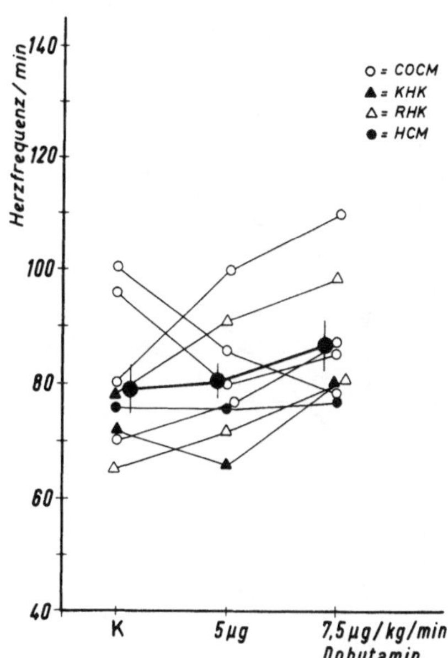

Abb. 2. Wirkung von Dobutamin auf die Herzfrequenz. COCM = kongestive Kardiomyopathie, KHK = coronare Herzkrankheit, RHK = rheumatische Herzerkrankung, HCM = hypertrophische Kardiomyopathie

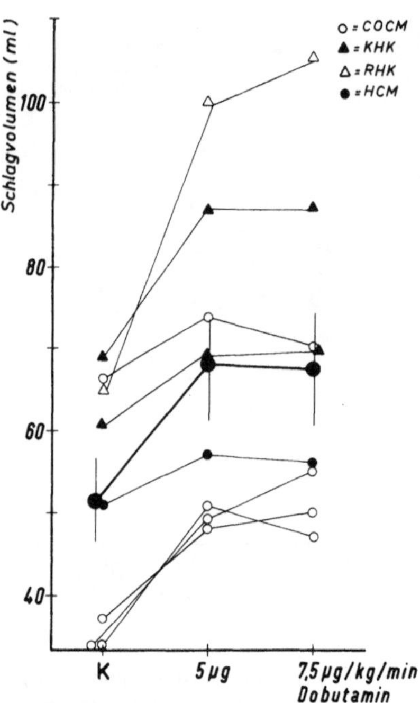

Abb. 3. Wirkung von Dobutamin auf das Schlagvolumen. Abkürzungen wie in Abb. 2

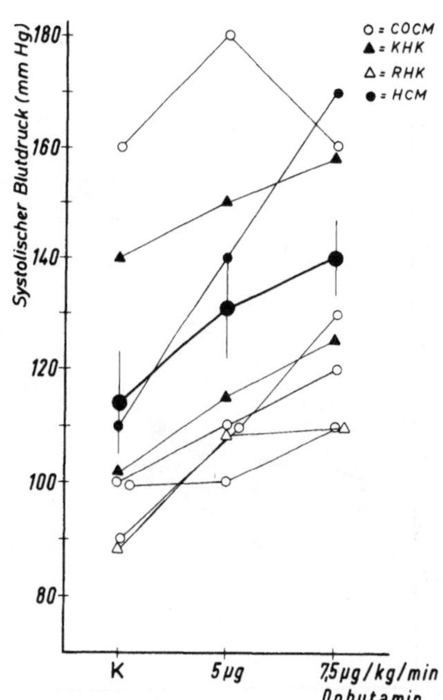

Abb. 4. Wirkung von Dobutamin auf den systolischen Blutdruck. Abkürzungen wie in Abb. 2

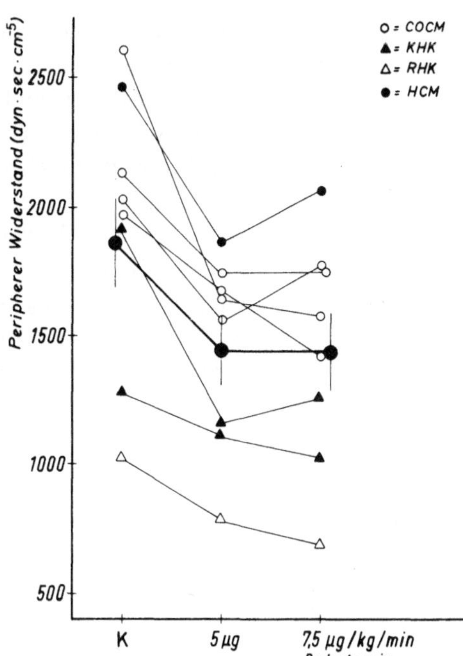

Abb. 5. Wirkung von Dobutamin auf den peripheren Gefäßwiderstand. Abkürzungen wie in Abb. 2

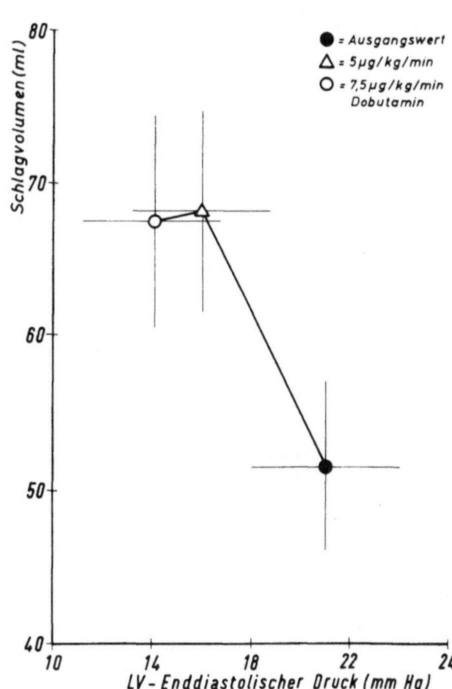

Abb. 6. Verhalten von linksventriculärem enddiastolischem Druck und Schlagvolumen unter Dobutamin-Einwirkung

Ruhe 3,3 l/min. x m^2, nach 5 µg/kg/min 3,5 l/min/m^2 und war nach 7,5 µg/kg/min auf 2,9 l/ min/m^2 abgefallen. Es ist möglich, daß in diesem Fall bei zumindest teilweise fortbestehender β-Blockade die α-stimulierende Wirkung von Dobutamin (Anstieg des peripheren Widerstandes und als Folge davon Anstieg des linksventriculären Füllungsdrucks) stärker zur Geltung kam. *Angiographisch bestimmte Ventrikelfunktionsparameter* (Abb. 7).
Das enddiastolische linksventriculäre Kammervolumen hatte bei der Dosis von 7,5 µg/kg/min von durchschnittlich 274 ± 25 ml auf 228 ± 30 ml um 17% (p<0,005) abgenommen, das endsystolische Volumen von 198 ± 28 ml auf 145 ± 27 ml um 27% (p<0,005). Die größte Änderung des enddiastolischen Volumens betrug 44%, des endsystolischen Volumens 58%, die kleinste Änderung 8 bzw. 21%. Die Auswurffraktion besserte sich von durchschnittlich 29 ± 3% auf 39 ± 4% (p<0,001) und die mittlere circumferentielle Faserverkürzungsgeschwindigkeit schließlich von 0,4 auf 0,8 circ/s (p<0,005).

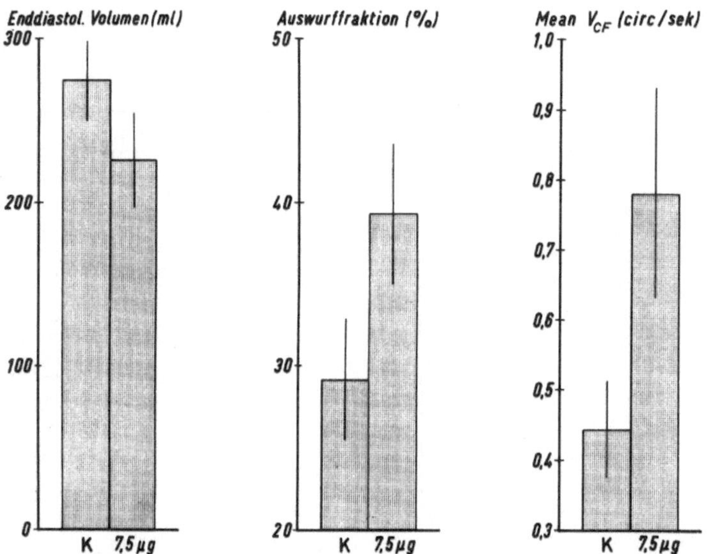

Abb. 7. Änderung angiographisch bestimmter Parameter linksventriculärer Funktion unter Einwirkung von Dobutamin. V_{CF} = mittlere circumferentielle Faserverkürzungsgeschwindigkeit

Eine verstärkte Arrhythmieneigung durch Dobutamin konnte bei keinem Patienten festgestellt werden, auch nicht bei linksventriculärer Katheterposition und Angiographie. Bei extrasystolenfreiem Ausgangsbefund waren bei nur zwei von sechs Patienten vereinzelt ventriculäre Extrasystolen registriert worden, und zwar 5/15 min bzw. 10/15 min, jeweils bei der Dosis von 7,5 µg/kg/min. Bei einem anderen Patienten dagegen waren die relativ zahlreichen ventriculären Extrasystolen im Ausgangsbefund unter Dobutamin reproduzierbar zurückgegangen. Nennenswerte Beschwerden während der Dobutamin-Einwirkung wurden nicht angegeben. Insbesondere war bei den Coronarpatienten keine Angina pectoris aufgetreten.

Diskussion

Unsere Resultate über die Wirkung von Dobutamin bei herzinsuffizienten Patienten stimmen weitgehend mit bislang mitgeteilten tierexperimentellen und klinischen Erfahrungen überein $(1, 2, 3, 4, 7\text{-}15)$. Dobutamin bewirkt eine Steigerung des Herzminutenvolumens und einen Abfall des enddiastolischen linksventriculären Füllungsdruckes, während sich der arterielle Mitteldruck wenig ändert und der periphere Widerstand leicht abfällt. Der Einfluß auf die Herzfrequenz wird in der Literatur unterschiedlich beurteilt. Von einigen Autoren $(10, 11)$ konnte der postulierte geringere positiv-chronotrope Effekt im Vergleich mit anderen Catecholaminen nicht bestätigt werden; andere Arbeitsgruppen stellten ebenso wie wir bei einer Dosierung von 5 μg/kg/min. im Durchschnitt keine signifikante Frequenzsteigerung fest $(4, 9)$. Eine kritische Wertung dieser Mitteilungen wird durch unterschiedliche Dobutamindosierungen und die Problematik einer äquivalenten Dosierung verschiedener Sympathikomimetica erschwert. Möglicherweise wird bei niedrigerer Dosierung, d.h. 5 μg/kg/min die bereits eindeutig positiv-inotrop wirkt, der Vorteil geringerer Chronotropie stärker zum Tragen kommen als bei höheren Dosierungen.

Der Nachweis einer Besserung der linksventriculären Funktion ist bei unseren Patienten sowohl durch hämodynamische als auch durch angiographische Parameter belegt. Auswurffraktion und mittlere circumferentielle Faserverkürzungsgeschwindigkeit nahmen unter dem Einfluß von Dobutamin z.T. eindrucksvoll zu. Da gleichzeitig der enddiastolische linksventriculäre Druck abfällt und die Herzfrequenz unverändert bleibt, dürfte trotz der Inotropiesteigerung keine wesentliche Zunahme des myokardialen Sauerstoffverbrauches zu befürchten sein. Diese Hypothese wird durch erste tierexperimentelle und klinische Beobachtungen bekräftigt, nach denen die Infarktgröße unter Dobutamin nicht zunimmt (6).

An den peripheren Gefässen, d.h. insbesondere an den arteriellen Muskelgefässen, scheinen sich die geringe α- und β_2-stimulierende Wirkung von Dobutamin gegenseitig bis zu einem gewissen Grad aufzuheben. Alpha-adrenerge Effekte des Dobutamin konnten am Hund eindeutig nach Vorbehandlung mit Propranolol nachgewiesen werden (15). Wahrscheinlich ist der Anstieg des peripheren Widerstandes und des linksventriculären Füllungsdruckes bei dem einen Patienten, den wir gesondert erwähnt haben, auf die Vorbehandlung mit einem beta-Blocker zurückzuführen, da wir bei keinem anderen Patienten eine derartige Reaktion beobachten konnten.

Zusammenfassung

Bei 9 Patienten mit Herzinsuffizienz unterschiedlicher Ätiologie wurde im Kurzversuch die hämodynamische Wirkung von Dobutamin untersucht. Bei einer Dosis von 5 μg/kg/min war die Wirkung auf die Herzfrequenz und den Blutdruck unbedeutend, die Zunahme des Schlagvolumens dagegen, die Abnahme des linksventriculären Füllungsdruckes sowie die Besserung von Auswurffraktion und circumferentieller Faserverkürzungsgeschwindigkeit ausgeprägt. In jedem Fall wird jedoch die individuell günstige Dosis, anfangend mit 2,5 μg/kg/min auszutesten sein. Nach diesen Befunden dürfte Dobutamin bei Patienten mit schwerer Herzinsuffizienz, besonders mit der Symptomatik des Low-output-Syndroms, therapeutisch günstig einzusetzen sein. Außerdem ist es im Hinblick auf neuere, spezifische β_1-Sympathikolytica von Vorteil, einen wirksamen β_1-Stimulator als spezifischen Antagonisten zu haben.

Literatur

1. Akhtar, N.E., Mikulic, E., Cohn, J.N., Chaudhry, M.H.: Hemodynamic effect of dobutamine in patients with severe heart failure. Amer. J. Cardiol. *36*, 202 (1975)
2. Beregovich, J.Ch., Bianchi, C., D'Angelo, R., Diaz, R., Rubler, S.: Haemodynamic effects of a new inotropic agent (dobutamine) in chronic cardiac failure. Brit. Heart J. *37*, 629 (1975)
3. Bush, Ch.A., Webel, J., Leier, C.V.: Treatment of end-stage cardiac failure with dobutamine. Amer. J. Cardiol. *37*, 125 (1976)
4. Delius, W., Wirtzfeld, A., Sebening, H., Mathes, P.: Hämodynamische Wirkung von Dobutamin bei Patienten mit Herzinsuffizienz. Dtsch. med. Wschr. *101*, 1747 (1976)
5. Dodge, H.T., Sandler, H., Ballew, D.W., Lord, J.D.: The use of biplane angiocardiography for the measurement of left ventricular volume in man. Amer. Heart J. *60*, 762 (1960)
6. Gillespie, T.A., Ambos, H.D., Sobel, B.E., Roberts, R.: Effects of Dobutamine in patients with acute myocardial infarction. Amer. J. Cardiol. *39*, 588 (1977)
7. Hinds, J.E., Hawthorne, E.W.: Comparative cardiac dynamic effects of dobutamine and isoproterenol in conscious instrumented dogs. Amer. J. Cardiol. *36*, 894 (1975)
8. Holloway, G.A., Frederickson, E.L.: Dobutamine, a new beta agonist. Anesth. and Analg. *53*, 616 (1974)
9. Jewitt, D., Birkhead, J., Mitchell, A. Dollery, C.: Clinical cardio-vascular pharmacology of dobutamine. A selective inotropic catecholamine. Lancet *2*, 363 (1974)
10. Kersting, F., Follath, F., Moulds, R., Mucklow, J., McCloy, R., Sheares, J., Dollery, C.: A comparison of cardiavascular effects of dobutamine and isoprenaline after open heart surgery. Brit. Heart J. *38*, 622 (1976)
11. Loeb, H.S., Bredakis, J., Gunnar, R.M.: Superiority of dobutamine over dopamine for augmentation of cardiac output in patients with chronic low output cardiac failure. Circulation *55*, 375 (1977)
12. Robie, N.W., Nutter, D.O., Moody, C., McNay, J.L.: In vivo analysis of adrenergic receptor activity of dobutamine. Circulat. Res. *34*, 663 (1974)
13. Robie, N.W., Goldberg, L.I.: Comparative systemic and regional hemodynamic effects of dopamine and dobutamine. Amer. Heart J. *90*, 340 (1975)
14. Tuttle, R.R., Mills, J.: Dobutamine. Development of a new catecholamine to selectively increase cardiac contractility. Circulat. Res. *36*, 185 (1975)
15. Vatner, S.F., McRitchie, R.J., Braunwald, E.: Effects of dobutamine on left ventricular performance, coronary dynamics, and distribution of cardiac output in conscious dogs. J. Clin. Invest. *53*, 1265 (1974)

Diskussion 3 s. S. 72

Positiv inotrope Wirkung von Dobutamin bei Patienten mit chronischer Kammerfunktionsstörung

P. Limbourg, H. Just und F. Kersting

Zur Behandlung der schweren Herzinsuffizienz bzw. des „low output-" Syndroms werden heute in zunehmenden Maße Substanzen mit positiv inotroper Wirkung eingesetzt. Die hierbei verwendeten Catecholamine unterscheiden sich vor allem durch ihre gleichzeitigen positiv chronotropen, arrhythmogenen und vasculären Nebeneffekte. Hierdurch werden die Einsatzmöglichkeiten dieser Substanzen bei Patienten mit kardialer Grunderkrankung häufig begrenzt. In dieser Situation ist die Entwicklung einer Substanz mit kardiospezifischer Wirkung von besonderem Interesse. Dobutamin, ein synthetisches Catecholamin, besitzt nach den experimentellen Untersuchungen vor allem von Robie et al. *(9)* sowie von Vatner et al. *(13)* und von Tuttle und Mills *(12)* überwiegend eine positiv inotrope Wirkung, während die chronotropen, arrhythmogenen und vasculären Effekte gering waren. Die bisherigen klinischen Untersuchungen an Patienten mit schwerer Herzinsuffizienz bzw. „low output-" Syndrom scheinen diese Ergebnisse für Dobutamin im wesentlichen zu bestätigen *(1, 2, 3, 5, 7, 10)*. Hierbei besteht das Ziel der Therapie nicht so sehr in einer Anhebung des Blutdrucks als vielmehr in einer Steigerung des Herzminutenvolumens.

Wir haben die positiv inotropen und Kreislaufeffekte von Dobutamin in einem weiten Dosisbereich an Patienten mit chronischer Funktionsstörung der linken Kammer untersucht, da bisher nur wenige Angaben über die Dosiswirkungsbeziehungen dieser Substanz vorliegen *(2, 5, 6)*.

Patienten und Methodik

Dobutamin wurde 7 Patienten – davon 5 mit coronarer Herzerkrankung und Zustand nach Infarkt sowie 2 Patienten mit kongestiver Kardiomyopathie – im Anschluß an eine diagnostische Herzkatheteruntersuchung in steigenden Dosen von 2,5 – 5,0 – 7,5 – 10,0 und 15,0 μg/kg/min über jeweils 10 min infundiert. Gemessen wurden das Herzminutenvolumen (Farbstoffverdünnungsmethode), die arteriellen Drücke im kleinen und großen Kreislauf über externe Druckwandler und der linksventriculäre Druck sowie dessen Differential über ein Millar-Katheter-tip-manometer. Messungen erfolgten vor Dobutamininfusion (Kontrollwert), jeweils am Ende einer 10minütigen Infusionsperiode und 15 min. nach Dobutamininfusion. Das Herzminutenvolumen wurde aus Doppelbestimmungen ermittelt, die Drücke aus jeweils 3 Herzzyklen. Aus den Meßwerten berechneten wir nach Standardformeln Schlagvolumen, Schlagarbeit und Minutenarbeit der linken Kammer (LV-Arbeit = Produkt aus Schlagarbeit und Herzfrequenz) sowie den peripheren Widerstand.

Abkürzungen: LVEDP = enddiastolischer Druck, LV dp/dt $_{max}$ = maximale systolische Druckanstiegsgeschwindigkeit der linken Kammer. Die statistische Analyse erfolgte nach dem t-Test für verbundene Stichproben. Auf das Auftreten von Nebenwirkungen und Arrhythmien wurde besonders geachtet (kontinuierliche Registrierung).

Ergebnisse und Schlußfolgerungen

Die Herzfrequenz nahm unter Dobutamin im Mittel nur gering zu (Abb. 1). Lediglich bei der höchsten Dosis von 15,0 μg/kg/min war der Frequenzanstieg (97/min gegenüber dem Kontrollwert von 69/min) statistisch auffällig. Bei 2 Patienten kam es jedoch bereits ab 7,5 μg/kg/min.

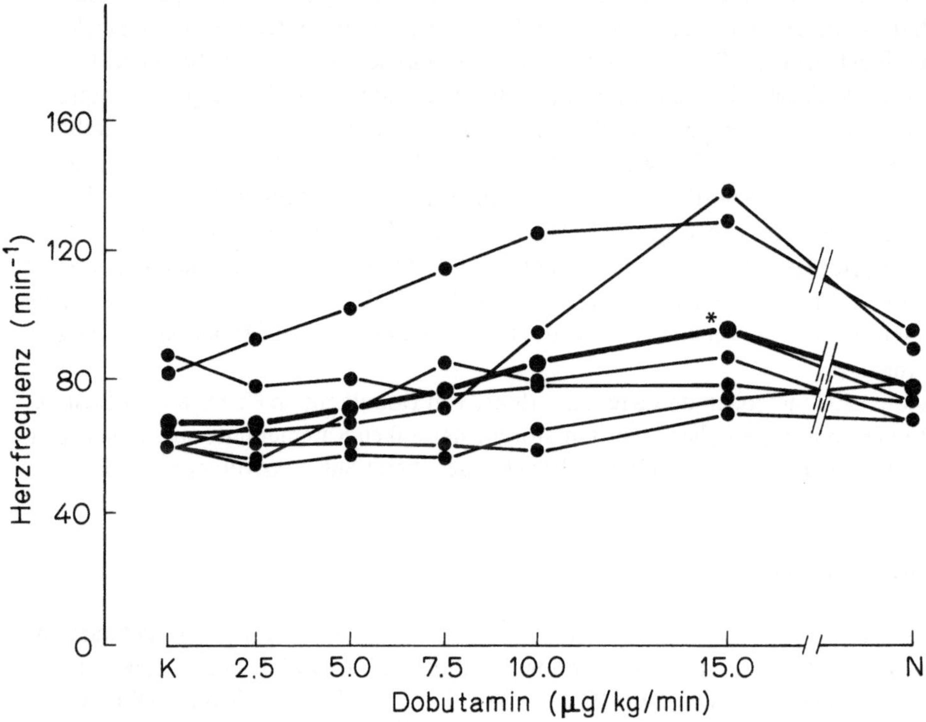

Abb. 1. Einfluß von Dobutamin auf die Herzfrequenz (Einzelwerte und Mittelwerte (dicke Punkte) der 7 Patienten). K = Kontrollwert vor Dobutamin, N = 15 min nach Dobutamin. * = $p < 0,05$; ** = $p < 0,01$ gegenüber dem Kontrollwert nach dem t-Test für verbundene Stichproben

zu einer deutlichen, dosisabhängigen Frequenzsteigerung. Eine Erklärung dieses individuellen unterschiedlichen positiv chronotropen Effektes von Dobutamin, der auch aus der Arbeit von Delius et al. *(3)* hervorgeht, ist aus unseren Daten nicht möglich. Insgesamt war also der frequenzsteigernde Effekt von Dobutamin in unserer Untersuchung gering, was auch mit den meisten Angaben der Literatur übereinstimmt *(1, 2, 5, 12)*. Andere Untersucher *(6, 10)* fanden einen deutlichen Anstieg der Herzfrequenz unter Dobutamin bei Patienten in den ersten Stunden nach kardiochirugischem Eingriff.

In Abb. 2 ist das Verhalten des Aortendruckes und des linksventriculären enddiastolischen Druckes unter Dobutamin dargestellt. Der diastolische Aortendruck änderte sich nicht, der systolische nahm bei 7,5 μg/kg/min. maximal um 22 mmHg zu. Durch die Zunahme der Blutdruckamplitude kam es auch zu einer Steigerung des mittleren Aortendruckes, die allerdings nur für die Dosis von 2,5-7,5 μg/kg/min statistisch auffällig und insgesamt mit einem Anstieg um 10 mmHg gering war. Dieses Verhalten, nämlich ein geringer Anstieg des mittleren Blut-

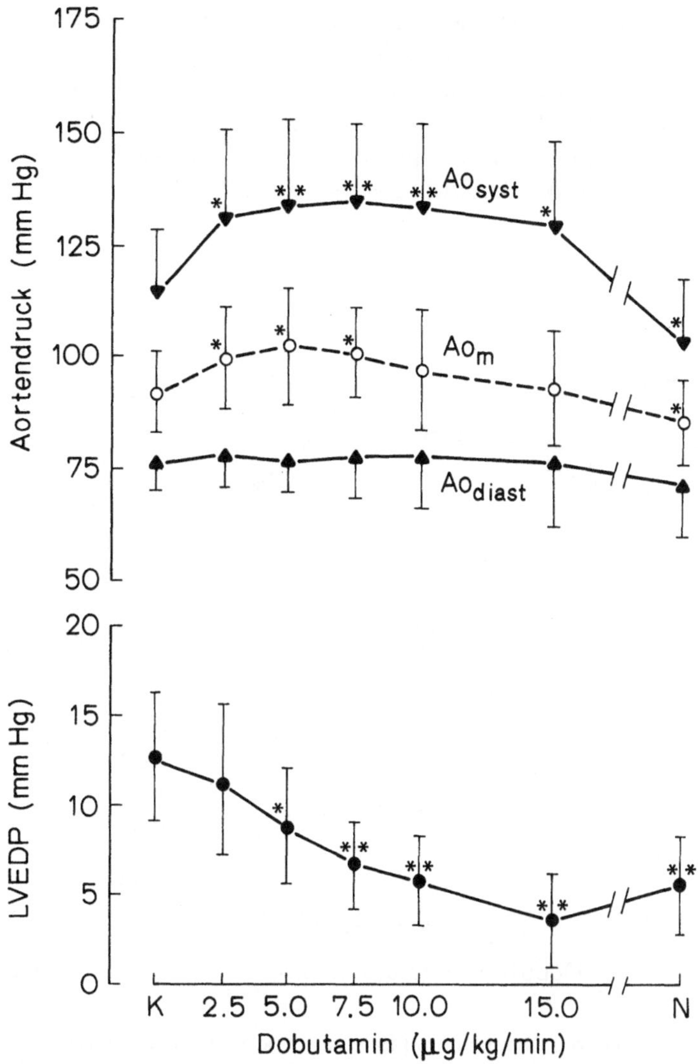

Abb. 2. Einfluß von Dobutamin auf Aorten- und linksventriculären enddiastolischen Druck (jeweils $\overline{x} \pm s\overline{x}$). Symbole s. Abb. 1

druckes nur im Bereich einer Dosis von 5 μg/kg/min, wurde auch von Akhtar et al. *(1)* an herzinsuffizienten Patienten gefunden. Auch die Amplitude des Pulmonalarteriendruckes vergrößerte sich im niedrigen Dosisbereich, dagegen nahmen mittlerer und diastolischer Pulmonalarteriendruck bei höherer Dosis gering ab. Der linksventriculäre enddiastolische Druck sank dosisabhängig signifikant ab, wobei der Ausgangswert mit dem Mittel von 13 mmHg nur gering erhöht war. Die Abnahme des Füllungsdruckes wurde regelmäßig beobachtet. Der Ausgangswert lag aber in keinem Fall über 20 mmHg. Die Abnahme des LVEDP, die in unserer Untersuchung sehr ausgeprägt war, erfolgte unabhängig vom Verhalten der Herzfrequenz und ist daher vor allem auf die positiv inotrope Wirkung von Dobutamin zurückzuführen. Eine gleichzeitige Beeinflussung dieser Messgröße einmal durch den Frequenzanstieg und zum anderen durch die deutliche Abnahme des peripheren Widerstandes ist aber ebenfalls wahrscheinlich. In der Untersuchung von

Delius et al. *(3)* wurde eine ähnlich starke Reduktion des LVEDP bei gleichzeitiger Abnahme des enddiastolischen Volumens der linken Kammer gefunden. Diese Abnahme des Füllungsdruckes wurde auch an Patienten mit schwerer Herzinsuffizienz bestätigt, wenngleich die Reduktion in diesen Fällen im allgemeinen geringer war *(1, 2, 7)*. Dieser Befund erscheint besonders wichtig, da unter einer äquipotenten Dosis von Dobutamin bei herzinsuffizienten Patienten der Pulmonalkapillardruck ansteigen kann *(8, 11)*.

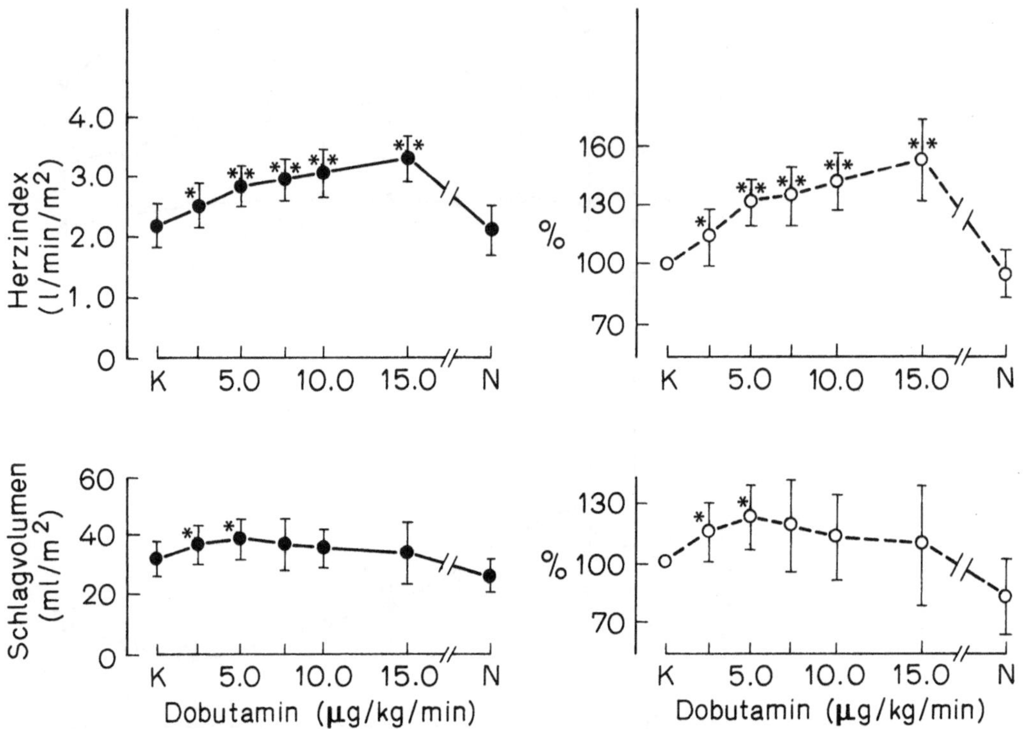

Abb. 3. Einfluß von Dobutamin auf Herzindex und Schlagvolumen. Dargestellt sind die Mittelwerte (± s̄x) in absolutem (linke Darstellung) und relativem Maßstab (Kontrollwert = 100%; rechte Darstellung). Symbole s. Abb. 1

Dobutamin führte dosisabhängig zu einer Steigerung des Herzminutenvolumens (Abb. 3). Der niedrige Kontrollwert des Herzindex von im Mittel 2,1 l/min/m² ist Ausdruck der Kammerfunktionsstörung der untersuchten Patienten. Der Herzindex stieg bei 7,5 µg/kg/min Dobutamin um 35% und bei der höchsten Dosis um 53% an. Eine ähnliche Zunahme des Herzminutenvolumens fanden Jewitt et al. *(5)* sowie Sakamato und Yamada *(10)*. In anderen Untersuchungen *(1, 2, 6, 7)* stieg der Herzindex stärker an, nämlich um etwa 80% bei einer Dosis von 10 µg/kg/min. Aufgrund der positiv chronotropen Wirkung bei hoher Dosierung war die Zunahme des Schlagvolumens bereits bei 5,0 µg/kg/min maximal und betrug 22% (Abb. 3). Ein ähnliches Verhalten wie das Schlagvolumen zeigte auch die Schlagarbeit der linken Kammer, die ebenfalls im niedrigen Dosisbereich maximal um etwa 50% zunahm. Dagegen stieg die Minutenarbeit, die die gesamte äußere Arbeit der linken Kammer wiedergibt, bis zur höchsten Dosis kontinuierlich an und erreichte maximal 175% des Ausgangswertes (Abb. 4).

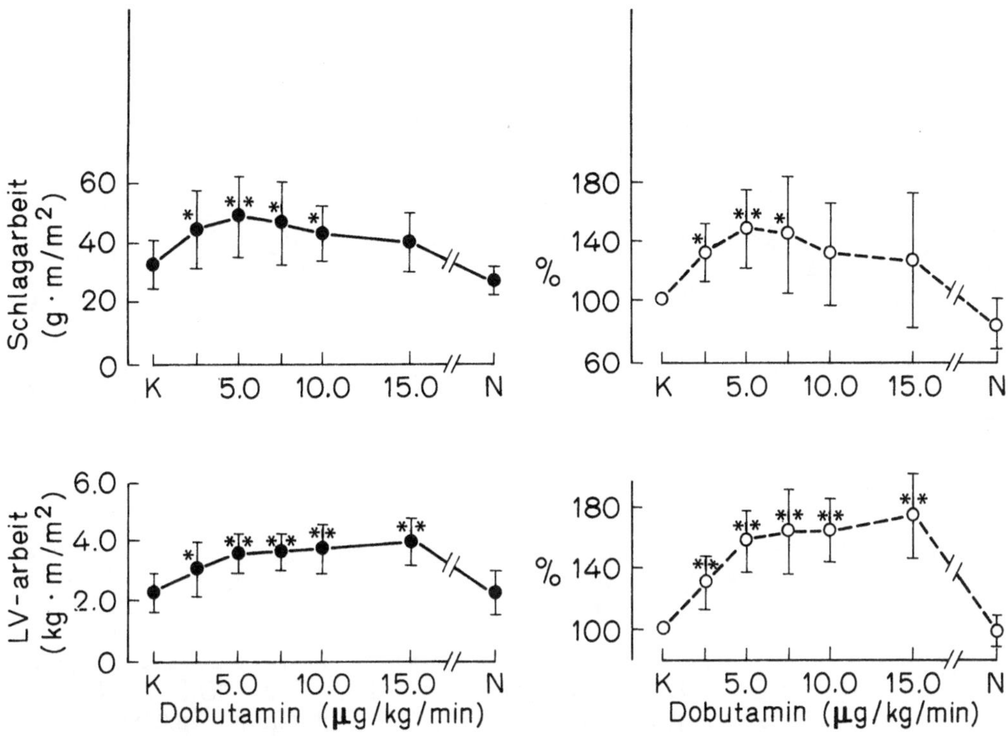

Abb. 4. Einfluß von Dobutamin auf Schlagarbeit und Minutenarbeit der linken Kammer (LV-Arbeit = Produkt aus Herzfrequenz und Schlagarbeit). Dargestellt sind die Mittelwerte ($\pm$ s$\bar{\text{x}}$) in absolutem (linke Darstellung) und relativem Maßstab (Kontrollwert = 100%; rechte Darstellung). Symbole s. Abb. 1

Der Gesamtgefäßwiderstand nahm unter Dobutamin dosisabhängig ab (Abb. 5). Er fiel bei 7,5 μg/kg/min. auf 82% und bei 15 μg/kg/min. auf 67% des Kontrollwertes ab (p<0,01). Dieser Effekt ist am ehesten Ausdruck einer β_2-adrenergen Aktivität der Substanz und wurde in den bisher vorliegenden Untersuchungen regelmäßig gefunden *(1, 2, 5, 7)*. Er verhindert vermutlich bei höherer Dosierung von Dobutamin einen Blutdruckanstieg und damit eine Steigerung der Nachbelastung. α-mimetische vasoconstrictorische Effekte, wie sie im Tierexperiment beschrieben sind *(9, 12, 13)*, treten bei der therapeutischen Anwendung von Dobutamin zurück. Sie lassen sich jedoch auch an Patienten nach Betareceptorenblockade nachweisen, wie wir in 2 weiteren Fällen beobachten konnten. Bei diesen beiden Patienten kam es nach Propranolol jeweils zu einem deutlichen, dosisabhängigen Anstieg des arteriellen Druckes. Dabei nahmen die Herzfrequenz ab und der LVEDP zu.

Die positiv inotrope Wirkung von Dobutamin kam am deutlichsten in der Zunahme der maximalen systolischen Druckanstiegsgeschwindigkeit der linken Kammer zum Ausdruck und war ebenfalls dosisabhängig (Abb. 5 oben). Auch hier war der Kontrollwert mit im Mittel 1 040 mmHg/sec als Ausdruck der verminderten contractilen Funktion der linken Kammer im Rahmen der coronaren und myokardialen Erkrankung erniedrigt. LV dp/dt max wurde bei einer Dosis von 5 μg/kg/min Dobutamin nahezu verdoppelt und bei der höchsten Dosis verdreifacht, so daß zahlenmässig die positiv inotrope Wirkung von Dobutamin deutlich im Vordergrund steht und andere Effekte zurücktreten. Allerdings war die Zunahme von LV dp/dt $_{max}$ im Einzelfall unterschiedlich stark (große Streuung in Abb. 5) und zwar umso geringer, je niedri-

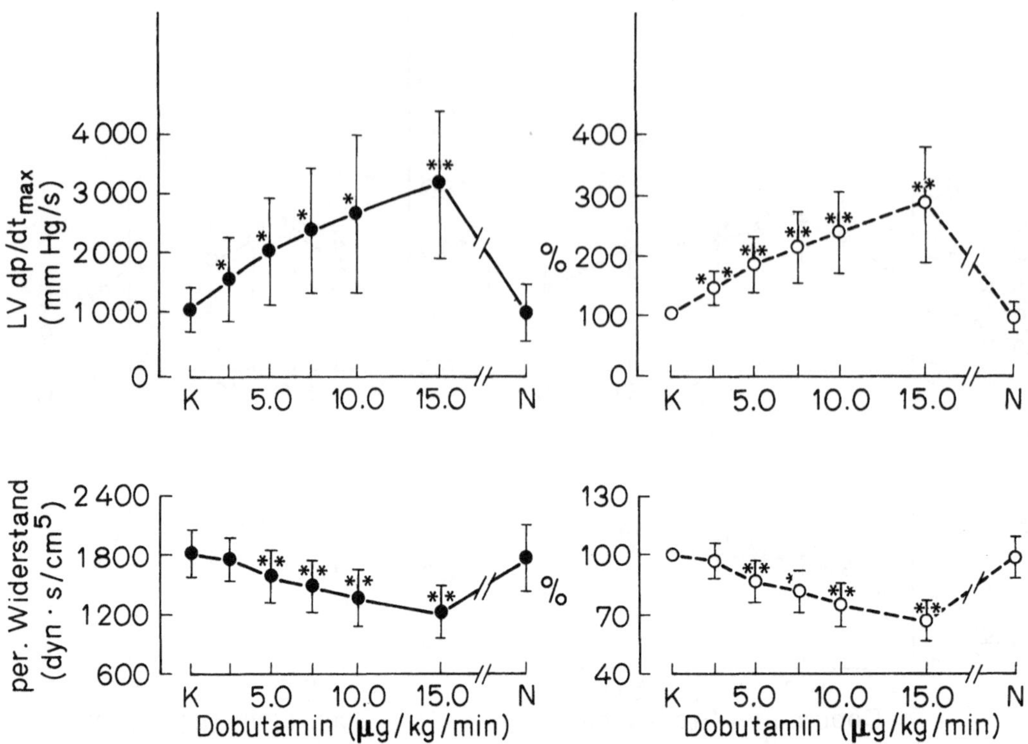

Abb. 5. Einfluß von Dobutamin auf die maximale systolische Druckanstiegsgeschwindigkeit der linken Kammer und den peripheren Gefäßwiderstand. Dargestellt sind die Mittelwerte ($\pm$ s$\bar{x}$) in absolutem (linke Darstellung) und relativem Maßstab (Kontrollwert = 100%; rechte Darstellung). Symbole s. Abb. 1

ger der Kontrollwert der Druckanstiegsgeschwindigkeit lag. Dieses Verhalten ließ sich in Übereinstimmung mit der klinisch und angiographisch beurteilten Funktionsstörung der linken Kammer bei den einzelnen Patienten sehr gut mit einer unterschiedlichen Kontraktilitätsreserve erklären. Die positiv inotrope Wirkung von Dobutamin war aber nicht nur am Verhalten der Geschwindigkeitsparameter zu erkennen, sondern ließ sich auch eindeutig anhand von Starlingkurven demonstrieren, wobei es unter steigenden Dosen von Dobutamin zu einer Versteilerung der Funktionskurven kam (Abb. 6).

15 min nach Beendigung der Dobutamin-Infusion waren Herzfrequenz, Herzminutenvolumen, LVdp/dt $_{max}$ und peripherer Widerstand wieder auf den Kontrollwert zurückgegangen, so daß die Substanz eine sehr kurze Wirkdauer besitzt. Lediglich der LVEDP lag dabei noch unter dem Kontrollwert und war vermutlich für die Abnahme des Schlagvolumens, der Schlagarbeit und des Aortendruckes zu diesem Zeitpunkt verantwortlich (Frank-Starling-Mechanismus, Abb. 2, 3 und 4).

Arrhythmien traten während Dobutamin-Infusion nicht auf. Lediglich ein Coronarkranker klagte unter der höchsten Dosis über Angina pectoris, die auf die positiv inotrope Wirkung der Substanz zurückgeht und rasch nach Beendigung der Infusion abklang. In experimentellen Untersuchungen *(14)* wurde zwar eine Steigerung der Coronardurchblutung unter Dobutamin gefunden, sie betraf jedoch vor allem das nichtischämische Myokard. Dagegen kam es bei einer Dosis von 20 µg/kg/min zu einer Zunahme der ST-Hebung über dem ischämischen Bezirk. Bisher vorliegende klinische Untersuchungen *(4)* ließen allerdings keine Häufung von Arrhythmien oder

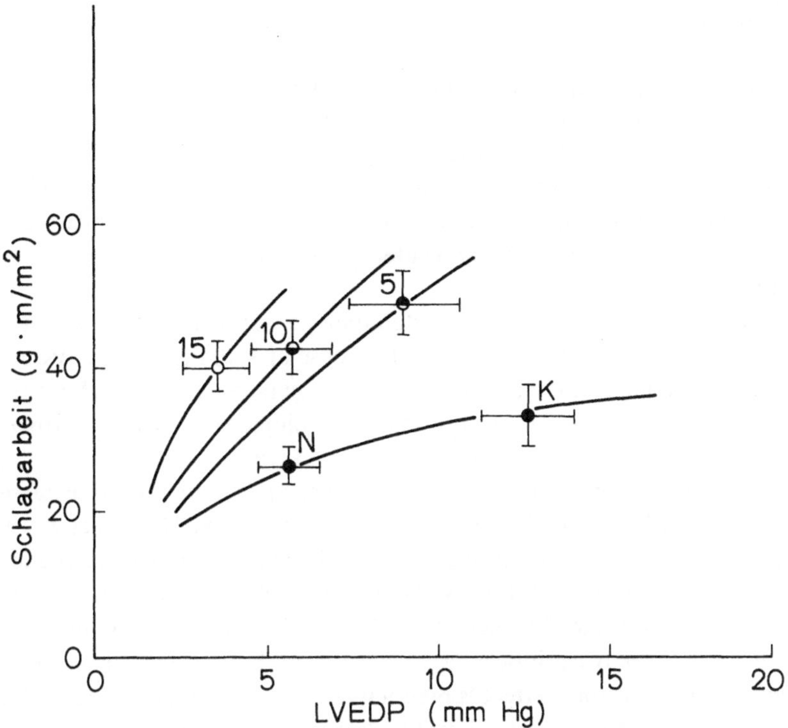

Abb. 6. Nachweis der positiv inotropen Wirkung von Dobutamin anhand von „Starling-Kurven". Die Funktionskurven wurden aus den Mittelwerten von LVEDP bzw. Schlagarbeit einmal unter Basisbedingungen (K, N) sowie unter steigenden Dosen von 5,0, 10,0 und 15,0 μg/kg/min Dobutamin konstruiert. Dosisabhängig kommt es zu einer Versteilerung der Funktionskurven, die die Kontraktilitätssteigerung unter Dobutamin anzeigt

eine Zunahme der Infarktgröße bei Patienten mit akutem Myokardinfarkt unter Dobutamin erkennen. Trotzdem sollte die Indikation beim akuten Myokardinfarkt, wie auch für andere Catecholamine, vorerst zurückhaltend gestellt werden und ggf. auf eine niedrige Dosierung (weniger als 7,5 μg/kg/min) beschränkt bleiben.

Zusammenfassung

Dobutamin besitzt im Dosisbereich zwischen 2,5 und 15 μg/kg/min vorwiegend einen positiv inotropen Effekt, der auch bei Patienten mit gestörter Kammerfunktion an der Zunahme von Kontraktions- und Förderleistung und der Abnahme der Vorbelastung zu erkennen ist. Die positiv chronotrope Wirkung ist im allgemeinen gering, kann aber in Einzelfällen stärker hervortreten. Die vasodilatatorische Wirkung, die quantitativ nicht sehr stark ist, verhindert vermutlich bei höherer Dosierung einen Blutdruckanstieg, so daß Dobutamin bei Patienten mit schwerer Herzinsuffizienz oder low output-Syndrom therapeutisch eingesetzt werden kann. Es besitzt bei diesen Indikationen möglicherweise Vorteile gegenüber anderen, bisher gebräuchlichen Catecholaminen *(8, 10, 11)*, zumal auch in unserer Untersuchung keine Arrhythmien beobachtet wurden.

Summary

The cardiovascular effects of dobutamine, a derivative of dopamine, have been investigated in seven patients with chronic left ventricular dysfunction. The patients were either suffering from coronary heart disease or from cardiomyopathy.

Dobutamine was administered at rates of $2.5 - 5.0 - 7.5 - 10.0$ and $15.0 \, \mu g/kg/min$. The following parameters were measured: aortic pressure, left ventricular pressure (LVEDP, LVdp/dt_{max}) by using a Millar tip manometer, pulmonary artery pressure and cardiac output (dye-dilution technique).

The positive chronotropic effect of dobutamine was small in the lower dosage range and reached significance only with the highest dose of $15.0 \, \mu g/kg/min$. Systolic aortic pressure was increased moderately over the whole dosage range ($p < 0.05$). However, the increment of mean aortic pressure ($+11$ mmHg), of stroke volume ($+22\%$) and of stroke work ($+49\%$) was already maximal ($p < 0.05$) at a dose of $5.0 \, \mu g/kg/min$.

The positive inotropic action of dobutamine caused a dose related increase of cardiac index and of LVdp/dt_{max} of $+53\%$ and of $+193\%$ respectively. This effect was accompanied by a continuous and significant decrease of LVEDP and of peripheral resistance.

Dobutamine induced arrhythmias have not been observed. 15 minutes after infusion stop, no dobutamine effect could be detected. These findings demonstrate that the actions of dobutamine are not merely cardioselective. However, in the dose range between 2.5 and $15.0 \, \mu g/kg/min$ a positive inotropic effect is predominant. Further clinical trials with dobutamine on patients with severe myocardial dysfunction and low output syndrome may produce promising results.

Literatur

1. Akhtar, N., Mikulic, E., Cohn, J.N., Chaudhry, M.H.: Hemodynamic effect of dobutamine in patients with severe heart failure. Amer. J. Cardiol. *36*, 202 (1975)

2. Beregovich, J., Bianchi, C., D'Angelo, R., Diaz, R., Rubler, S.: Haemodynamic effects of a new inotropic agent (dobutamine) in chronic cardiac failure. Brit. Heart J. *37*, 629 (1975)

3. Delius, W., Wirtzfeld, A., Sebening, H., Mathes, P.: Hämodynamische Wirkung von Dobutamin bei Patienten mit Herzinsuffizienz. Dtsch. med. Wschr. *101*, 1747 (1976)

4. Gillespie, T.A., Ambos, H.D., Sobel, B.E., Roberts, R.: Effects of dobutamine in patients with acute myocardial infarction. Amer. J. Cardiol. *39*, 588 (1977)

5. Jewitt, D., Birkhead, J., Dollery, C., Mitchell, A.: Clinical cardiovascular pharmacology of dobutamine, a selective inotropic catecholamine. Lancet *2*, 363 (1974)

6. Kersting, F., Follath, F., Moulds, R., Mucklow, J., McCloy, R., Sheares, J., Dollery, C.: A comparison of cardiovascular effects of dobutamine and isoprenaline after open heart surgery. Brit. Heart J. *38*, 622 (1975)

7. Loeb, H.S., Khan, M., Klodnycky, M.L., Sinno, M.Z., Towne, W.D., Gunnar, R.M.: Hemodynamic effects of dobutamine in man. Circulatory Shock *2*, 29 (1975)

8. Loeb, H.S., Bredakis, J., Gunnar, R.M.: Superiority of dobutamine over dopamine for augmentation of cardiac output in patients with chronic low output cardiac failure. Circulation *55*, 375 (1977)

9. Robie, N.W., Nutter, D.O., Moody, C., McNay, J.L.: In vivo analysis of adrenergic receptor activity of dobutamine. Circulation Res. *34*, 663 (1974)

10. Sakamato, T., Yamada, T.: Hemodynamic effects of dobutamine in patients following open heart surgery. Circulation *55*, 525 (1977)

11. Stoner, J.D., Bolen, J.L., Harrison, D.C.: Comparison of dobutamine and dopamine in treatment of severe heart failure. Brit. Heart J. *39*, 536 (1977)

12. Tuttle, R.R., Mills, J.: Dobutamine. Development of a new catecholamine to selectively increase
     cardiac contractility. Circulation Res. *36*, 185 (1975)
13. Vatner, S.F., McRitchie, R.J., Braunwald, E.: Effects of dobutamine on left ventricular performance,
     coronary dynamics, and distribution of cardiac output in conscious dogs. J. Clin. Invest. *53*, 1265
     (1974)
14. Willerson, J.T., Hutton, I., Watson, J.T., Platt, M.R., Templeton, G.H.: Influence of dobutamine on
     regional myocardial blood flow and ventricular performance during acute and chronic myocardial
     ischemia in dogs. Circulation *53*, 828 (1976)

Diskussion 3 s. S. 72

Vergleich von Dobutamin und Isoproterenol kurz nach Herzklappenersatz

F. Kersting, F. Follath, R. Moulds, J. Mucklow, R. McCloy, J. Sheares und C. Dollery

Ein häufig auftretendes Problem nach herzchirurgischen Operationen ist das „low cardiac output" Syndrom. Dieses ist hämodynamisch charakterisiert durch einen erniedrigten Herzindex und einen erhöhten peripheren Widerstand. Der Blutdruck ist hierbei nur geringfügig gegenüber den präoperativen Werten verändert. Die Therapie dieses klinischen Zustandes mit niedrigem Herzminutenvolumen wird sich sowohl auf eine Steigerung des Herzminutenvolumens als auch der peripheren Gewebsperfusion richten. Der Einsatz von Isoproterenol kann in dieser Situation sehr sinnvoll sein, er ist in einigen Fällen allerdings auch limitiert durch Auftreten von ausgeprägter Tachykardie oder ventriculärer Extrasystolie. Da die häufigste Ursache des low cardiac output" Syndroms eine verminderte myokardiale Kontraktilität ist, wäre eine Substanz mit vergleichbaren positiv-inotropen und geringeren chronotropen Eigenschaften sehr nützlich.
Ziel unserer Untersuchung war ein Vergleich der Wirkungen von Dobutamin und Isoproterenol auf Herzfrequenz, Herzminutenvolumen und arteriellen Druck in der frühen postoperativen Phase nach prothetischem Herzklappenersatz.
So wurden 11 Patienten beiderlei Geschlechts im Alter zwischen 16 und 63 Jahren untersucht. An 6 Patienten wurde die Aortenklappe prothetisch ersetzt, an 5 Patienten die Mitralklappe, dabei wurden 7 mal Starr-Edwards-Prothesen und 4 mal Björk-Shiley-Prothesen verwendet. Bei 9 der 11 Patienten wurde ein Vergleich von Isoproterenol und Dobutamin durchgeführt, die übrigen beiden Patienten erhielten Dobutamin allein.
Nur Patienten mit Sinusrhythmus und ohne postoperative Komplikationen, die eine kontinuierliche intensive Behandlung erforderlich machten, wurden in diese Studie aufgenommen. Da Dobutamin die AV-Überleitung verkürzt, blieben Patienten mit Vorhofflimmern ausgeschlossen. Alle Patienten wurden intermittierend beatmet und waren durch intravenöse Therapie mit Papaveretum und Diazepam in einer Dosis von jeweils 2,5-5 mg sediert. Darüber hinaus waren postoperativ keine weiteren Medikamente gegeben worden.
Die Untersuchungen wurden etwa 4 Std nach Ende der Operation eingeleitet, andere intravenöse Infusionen waren während der Isoproterenol- und Dobutamin-Infusionen unterbrochen worden. Kontrollmessungen wurden doppelt durchgeführt, wobei das Herzminutenvolumen mit der Farbstoffverdünnungsmethode bestimmt wurde. Anschließend wurde die Infusion mit entweder Isoproterenol oder Dobutamin begonnen. Dosiswirkungskurven wurden für Isoproterenol im Bereich zwischen 0,005-0,04 μg/kg/min und für Dobutamin zwischen 1,25 und 10 μg/kg/min erstellt. Nach 5-minütiger Infusion wurde jeweils die Dosis verdoppelt und nach einer halben Stunde Pause die Infusion der anderen Substanz gestartet (Tabelle 1). Mit der Isoproterenol-Infusion wurde bei 4 Patienten, mit Dobutamin-Infusion bei 5 Patienten begonnen. Die Substanzen wurden in 0,9%iger NACL-Lösung mit einem Volumen von nicht mehr als jeweils 50 ml infundiert.
Die mittleren Ausgangswerte von Herzfrequenz, Herzminutenvolumen, Herzindex, Schlagvolumen, mittlerem arteriellen Druck und peripherem Widerstand waren vor Isoproterenol oder Dobutamin fast identisch (Tabelle 2).

Tabelle 1. Versuchsablauf

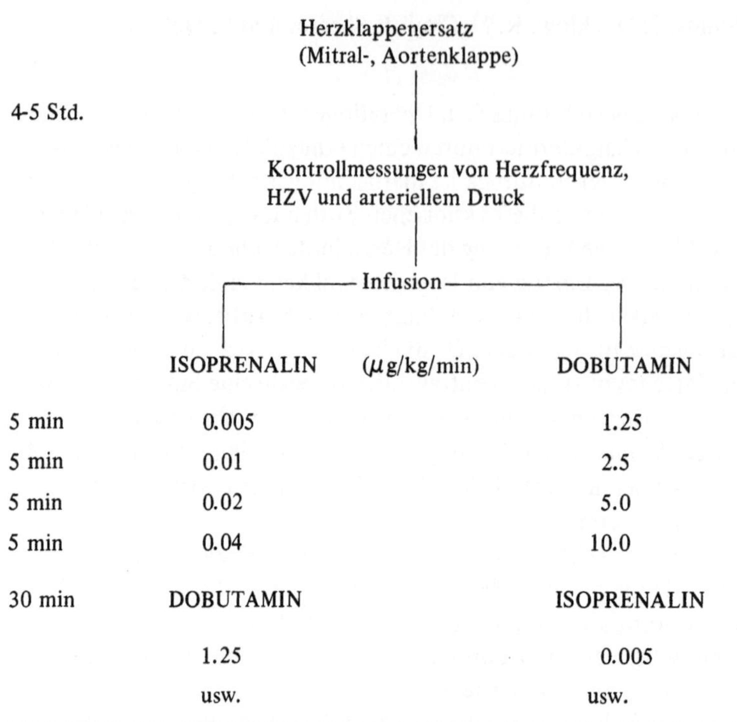

Tabelle 2. Ausgangswerte ($\overline{x} \pm s\overline{x}$)

	DOBUTAMIN N = 11	ISOPRENALIN N = 9
Herzfrequenz (min^{-1})	99.1 $\pm$ 5.2	100.0 $\pm$ 5.1
Herzminutenvolumen (L/min)	3.56 $\pm$ 0.25	3.63 $\pm$ 0.37
Herzindex ($Lmin^{-1} M^{-2}$)	2.19 $\pm$ 0.14	2.18 $\pm$ 0.23
Schlagvolumen (ml)	36.45 $\pm$ 2.84	36.94 $\pm$ 4.07
Mittlerer arterieller Druck (mm Hg)	82.45 $\pm$ 4.08	80.55 $\pm$ 4.37
Peripherer Widerstand (Einheiten)	25.00 $\pm$ 1.58	23.51 $\pm$ 2.01

Ergebnisse

Herzfrequenz (Abb. 1). Beide Substanzen führten zu einem dosisabhängigen und gleichsteilen Anstieg der Herzfrequenz. Sogar die niedrigsten Dosen verursachten vom Kontrollwert signifikante Veränderungen. Unter der höchsten Isoproterenol-Dosis von 0,04 μg/kg/min betrug der mittlere Frequenzanstieg 27,2 ± 3,4 ($\overline{x}$ ± $s\overline{x}$) Schläge/min. Bei den 4 Patienten, die 10 μg/kg/min Dobutamin erhielten, war die Herzfrequenz um 25,5 ± 2,9 Schläge/min angestiegen.

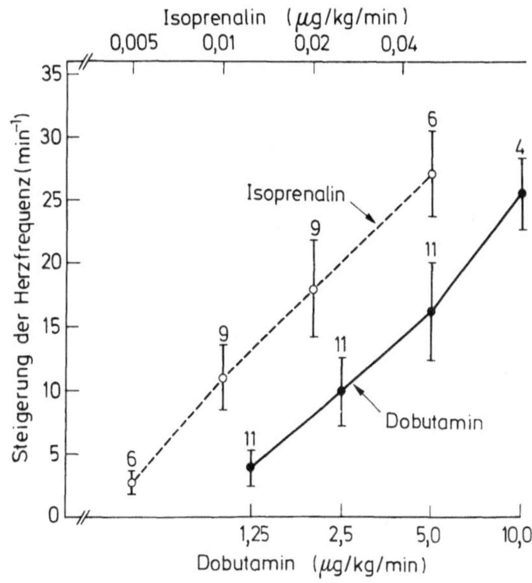

Abb. 1. Anstieg der Herzfrequenz unter verschiedenen Dosen von Isoproterenol und Dobutamin ($\overline{x}$ ± $s\overline{x}$)

Herzminutenvolumen (Abb. 2). Von einem Kontrollwert von 3,6 l/min ausgehend, war unter der niedrigsten Isoproterenol-Dosis der Anstieg des Herzminutenvolumens um 0,99 l/min signifikant stärker als unter der niedrigsten Dobutamin-Dosis mit 0,44 l/min. Unter weiterer Steigerung der Dosen waren keine signifikanten Unterschiede mehr sichtbar. Maximal wurden Steigerungen auf 170 bzw. 188% des Ausgangswertes erreicht.

Herzfrequenz-Herzminutenvolumen (Abb. 3). Wurde die Beziehung zwischen den Veränderungen von Herzfrequenz und Herzminutenvolumen durch lineare Regressionen dargestellt, so ergab die Covarianzanalyse keine signifikanten Unterschiede zwischen Isoproterenol und Dobutamin.

Schlagvolumen (Abb. 4). In der niedrigsten Dosis führte wiederum Isoproterenol zu einem signifikant größeren Anstieg des Schlagvolumens von 6,3 ml/Schlag gegenüber einem von 2 ml/Schlag unter Dobutamin. Mit weiterem Dosisanstieg war jedoch kein Unterschied mehr feststellbar.

Mittlerer arterieller Druck (Abb. 5). Beide Substanzen führten zu einer Steigerung des mittleren arteriellen Blutdruckes um 8 bzw. 9 mmHg, wobei dieser Effekt unter Dobutamin eindeutig dosisbezogen war.

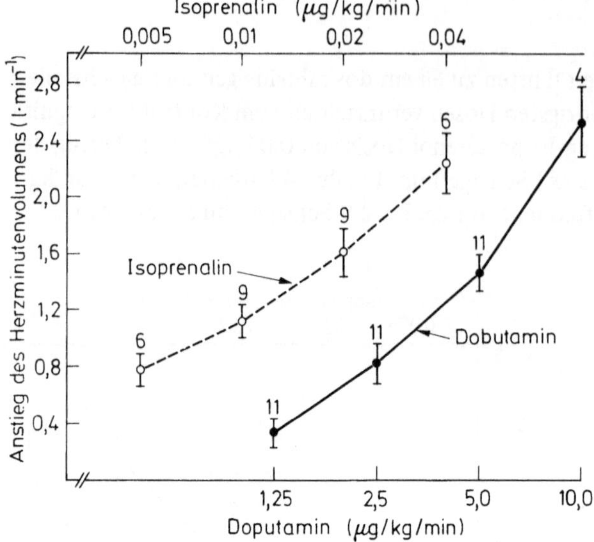

Abb. 2. Anstieg des Herzminutenvolumens nach verschiedenen Dosen von Isoproterenol und Dobutamin ($\overline{x} \pm s\overline{x}$)

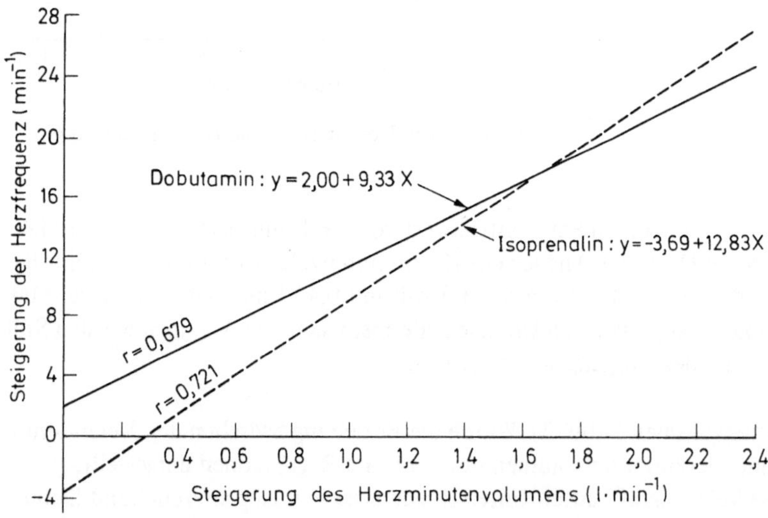

Abb. 3. Beziehung zwischen den Veränderungen von Herzfrequenz und Herzminutenvolumen nach verschiedenen Dosen von Isoproterenol und Dobutamin (lineare Regression)

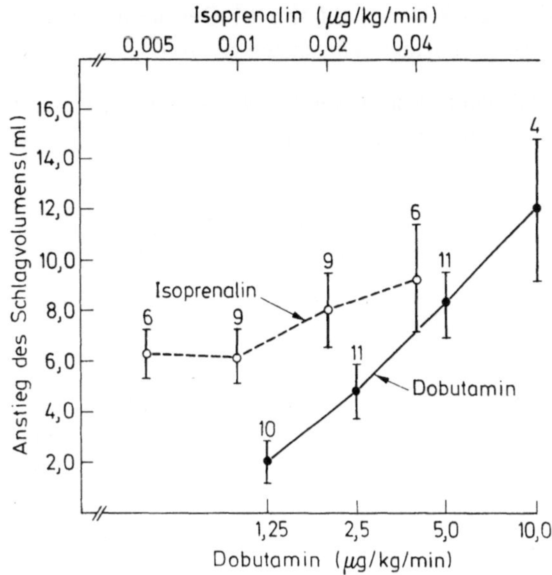

Abb. 4. Zunahme des Schlagvolumens nach verschiedenen Dosen von Isoproterenol und Dobutamin ($\bar{x} \pm s\bar{x}$)

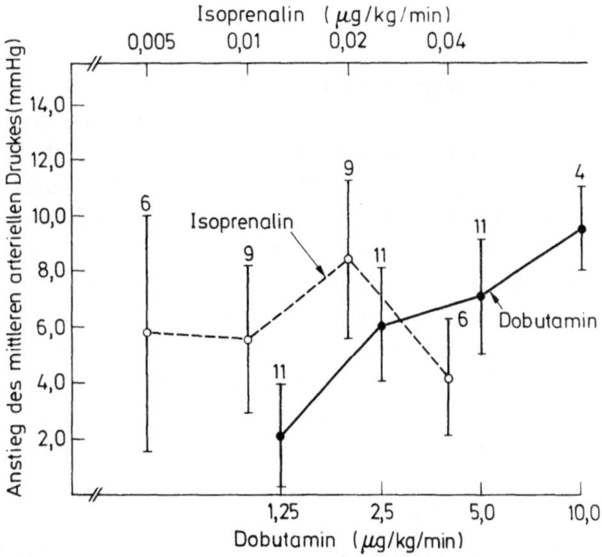

Abb. 5. Verhalten des mittleren arteriellen Druckes nach verschiedenen Dosen von Isoproterenol und Dobutamin ($\bar{x} \pm s\bar{x}$)

Peripherer Widerstand (Abb. 6). Der periphere Widerstand wurde in ähnlicher Weise dosisabhängig von beiden Substanzen gesenkt.

Nebenwirkungen. Abgesehen von supraventriculären und ventriculären Extrasystolen traten keine Nebenwirkungen auf.

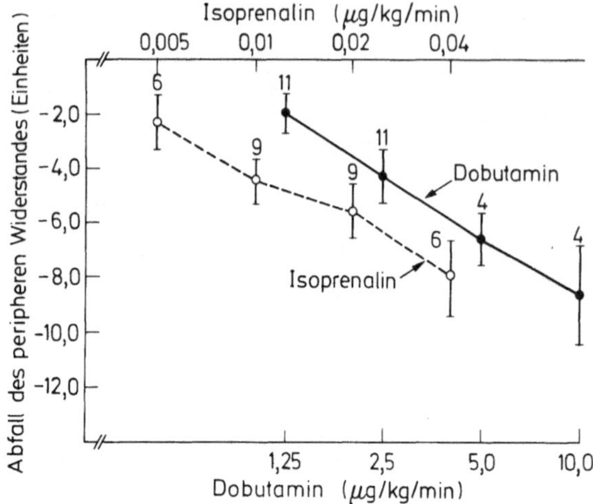

Abb. 6. Abfall des peripheren Widerstandes nach verschiedenen Dosen von Isoproterenol und Dobutamin ($\overline{x} \pm s\overline{x}$)

Diskussion

Die Ergebnisse zeigen ähnliche Effekte von Dobutamin und Isoproterenol auf Herzfrequenz, Herzminutenvolumen und Blutdruck. Die geringere Herzfrequenzsteigerung, wie sie von anderen Autoren für Dobutamin beschrieben wurde, konnte in unserer Versuchsanordnung nicht bestätigt werden. Allerdings haben wir Patienten zu einem postoperativen Zeitpunkt untersucht, an dem das Herzminutenvolumen gewöhnlicherweise die deutlichste Reduzierung zeigt. Frühere klinische Untersuchungen anderer Arbeitsgruppen wurden an Patienten mit geringerer Einschränkung der kardialen Funktion durchgeführt. Bei unseren Patienten kann eine erhöhte Sympathicusaktivität angenommen werden, die möglicherweise die unterschiedlichen inotropen und chronotropen Eigenschaften von Dobutamin und Isoproterenol maskiert. Darüber hinaus könnte eine Differenzierung der unterschiedlichen Wirkungen beider Substanzen durch die Medikation von Papaveretum, einem Morphin, erschwert sein.

Zusammenfassung

Zusammenfassend kann man mit Dobutamin eine deutliche Steigerung des Herzminutenvolumens mit einer Senkung des peripheren Widerstandes und nur geringfügigem Anstieg des arteriellen Blutdrucks erreichen. Vorzüge von Dobutamin gegenüber Isoproterenol konnten in dieser Untersuchung an Patienten kurz nach einfachem Herzklappenersatz, also in einem bedeutenden Anwendungsbereich, nicht gefunden werden.

Diskussion 3 und 4 s. S. 74 und 75

Auswurfleistung, Coronardurchblutung und myokardialer Sauerstoffverbrauch unter Dobutamin und Dopamin

W. Hess, D. Schmidt, E. Schweichel, J. Tarnow und J.B. Brückner

Einleitung

Zwei therapeutische Prinzipien kommen bei der konservativen Therapie des Herzversagens in Frage. Einerseits kann mit Vasodilatatoren oder der intraaortalen Gegenpulsation das insuffiziente Herz entlastet werden. Andererseits kann mit Catecholaminen die Inotropie des Myokards gesteigert werden. Die einzelnen Catecholamine unterscheiden sich in ihrem Wirkungsspektrum auf die α- und β-Receptoren, so daß sie eine spezifische Anwendung bei den verschiedenen Formen des Kreislaufversagens finden. Doch sind der Catecholamintherapie enge Grenzen gesetzt, da der myokardiale Energiebedarf das Sauerstoffangebot übersteigen kann und Tachykardien, Rhythmusstörungen und unerwünschte Wirkungen auf die Gefäßperipherie unter der Gabe von Sympathomimetica auftreten können. Dopamin ist ein Catecholamin, das häufig bei der Therapie des Herzversagens zum Einsatz kommt. Aus diesem Grunde haben wir im Tierexperiment das neu entwickelte Catecholamin Dobutamin, das fast ausschließlich auf die β_1-Receptoren des Herzens wirken soll, vergleichend mit Dopamin untersucht.
Ziel dieser Untersuchung ist es, die Frage zu klären, wie Dobutamin und Dopamin die Energiebilanz des Herzens im Verhältnis zur Steigerung der Auswurfleistung beeinflussen.

Methodik

Die Untersuchungen wurden an 9 nicht thorakotomierten Hunden (Gewicht 26-46 kg) in einer Piritramid/Lachgas-Anaesthesie und bei maschineller Normoventilation durchgeführt.
Folgende Kreislaufparameter wurden bestimmt: Arterieller Druck, Pulmonalarteriendruck, zentralvenöser Druck, Herzzeitvolumen (Thermodilutionsmethode), Schlagvolumen, Herzfrequenz, peripherer Widerstand, dp/dt_{max} und enddiastolischer Druck im linken Ventrikel, die Volumina des linken Herzens, die Coronardurchblutung (Druckdifferenzmethode nach Bretschneider *(1)*, der Coronarwiderstand, der myokardiale Sauerstoffverbrauch, die Lactatextraktion des Herzens, die Verdrängungsarbeit des linken Ventrikels, und der Wirkungsgrad der äußeren Herzarbeit.
Im Anschluß an eine Kontrollregistrierung unter steady state-Bedingungen wurden nacheinander 5, 10, 20 und 40 μg/kg x min Dobutamin jeweils für 10 min infundiert. In die Auswertung wurden die hämodynamischen Änderungen der 10. min genommen. Für die Untersuchung von Dopamin in aequivalenter Dosierung wurde das gleiche Vorgehen gewählt.

Ergebnisse

Ab 10 μg/kg/min Dobutamin und Dopamin steigt die Herzfrequenz deutlich an. Unter Dopamin nimmt jedoch die Herzfrequenz signifikant stärker zu als unter Dobutamin (Abb. 1).

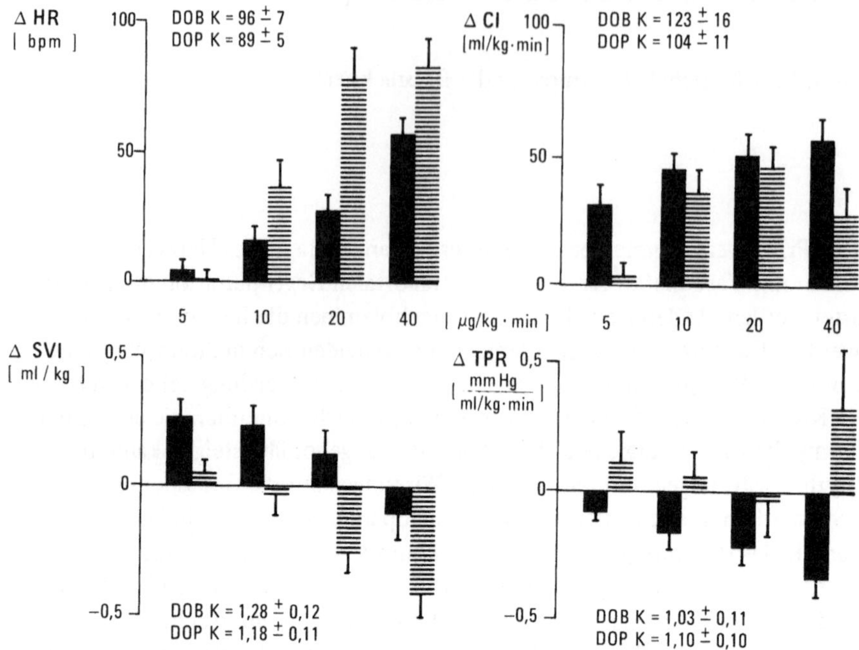

Abb. 1. Änderungen der Herzfrequenz ($\triangle$HR), des Herzindex ($\triangle$CI), des Schlagvolumenindex ($\triangle$SVI) und des peripheren Gefäßwiderstandes ($\triangle$TPR) nach einer 10-minütigen Dobutamin ■ bzw. Dopamin □-Infusion in Dosierungen von 5 μg, 10 μg, 20 μg, 40 μg/kg/min im Vergleich zum Ausgangswert DOB K bzw. DOP K) $\overline{x} \pm s_{\overline{x}}$, n=9

Bei 5 μg/kg/min Dobutamin ist eine Zunahme des Herzindex um 25%, in den weiteren Dosierungen bis auf 45% zu beobachten. Ab 10 μg/kg/min Dopamin steigt der Herzindex an, bei 20 μg/kg/min auf 45%. Unter 40 μg/kg/min Dopamin fällt er wieder ab (Abb. 1).

Der Schlagvolumenindex erhöht sich unter 5 und 10 μg/kg/min Dobutamin um 20%, bei weiterer Dosissteigerung sinkt er ab. Dopamin beeinflußt den SVI in den niedrigen Dosierungen nicht.

In den beiden höheren Dosierungen von Dopamin nimmt der SVI signifikant ab (Abb. 1).

Der Gesamtgefäßwiderstand vermindert sich unter Dobutamin dosisabhängig. Dopamin beeinflußt den peripheren Gesamtwiderstand bis 20 μg/kg/min nicht, ab 40 μg/kg/min ist eine Widerstandszunahme zu beobachten (Abb. 1).

Der arterielle Mitteldruck steigt unter Dobutamin maximal um 20% an. Dopamin hingegen erhöht den Mitteldruck ab 10 μg/kg/min auf Werte, die um 50% über dem Kontrollwert liegen (Abb. 2).

Der linksventriculäre enddiastolische Druck vermindert sich unter der Gabe beider Catecholamine (Abb. 2).

CVP und PAP zeigen keine wesentlichen Änderungen (Abb. 2).

Unter beiden Pharmaka nehmen das enddiastolische und endsystolische Volumen mit steigender Dosierung ab. Das enddiastolische Volumen verringert sich unter Dopamin deutlich, während unter Dobutamin das endsystolische Volumen stärker abfällt (Abb. 3).

Dobutamin erhöht in allen untersuchten Dosen die Auswurffraktion des linken Ventrikels. Dopamin hingegen vergrößert die Auswurffraktion bis 20 μg/kg/min nicht wesentlich. Ab 40 μg/kg/min Dopamin sinkt die Auswurffraktion des Herzens unter den Kontrollwert ab (Abb. 3).

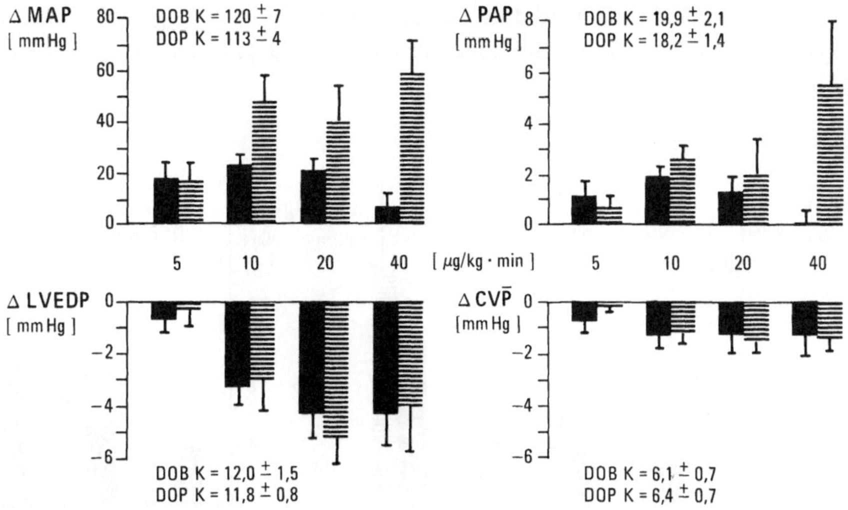

Abb. 2. Änderungen des mittleren Aortendruckes ($\triangle$MAP), des mittleren Pulmonalarteriendruckes ($\triangle$PAP), des mittleren zentralvenösen Druckes ($\triangle$CVP) und des enddiastolischen Druckes im linken Ventrikel ($\triangle$LVEDP) nach einer 10-minütigen Dobutamin ■ bzw. Dopamin □-Infusion in Dosierungen von 5 μg, 10 μg, 20 μg, 40 μg/kg/min im Vergleich zum Ausgangswert (DOB K bzw. DOP K) $\bar{x} \pm s_{\bar{x}}$, n=9

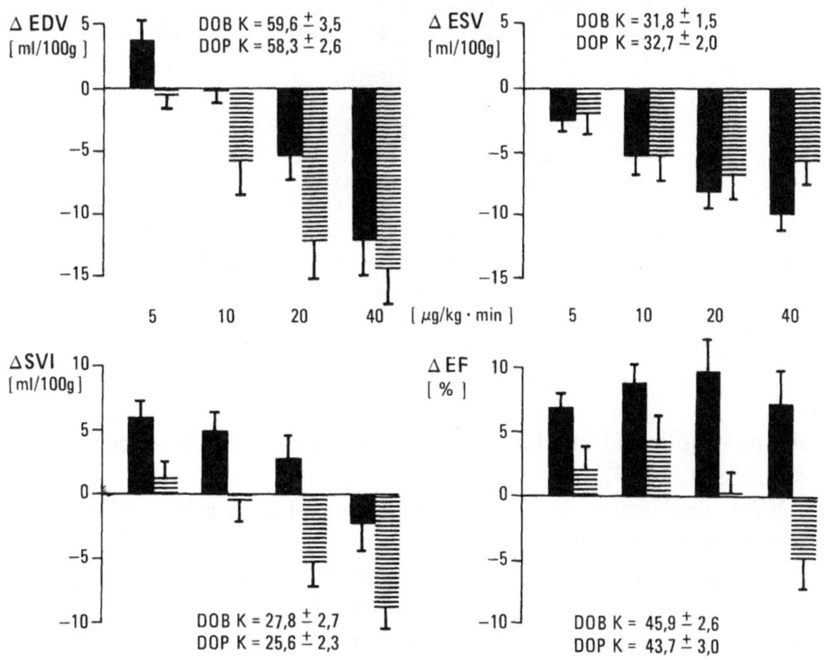

Abb. 3. Änderungen des enddiastolischen Volumens ($\triangle$EDV), des endsystolischen Volumens ($\triangle$ESV), des Schlagvolumenindex ($\triangle$SVI) und der Auswurffraktion ($\triangle$EF) nach einer 10-minütigen Dobutamin ■ bzw. Dopamin □-Infusion in Dosierungen von 5 μg, 10 μg, 20 μg, 40 μg/kg/min im Vergleich zum Ausgangswert (DOB K bzw. DOP K) $\bar{x} \pm s_{\bar{x}}$, n=9

Die Coronardurchblutung wird durch beide Catecholamine gesteigert. 20 und 40 $\mu g/kg/min$ Dopamin lassen den Coronarfluß höher ansteigen als die entsprechenden Dosen Dobutamin (Abb. 4).

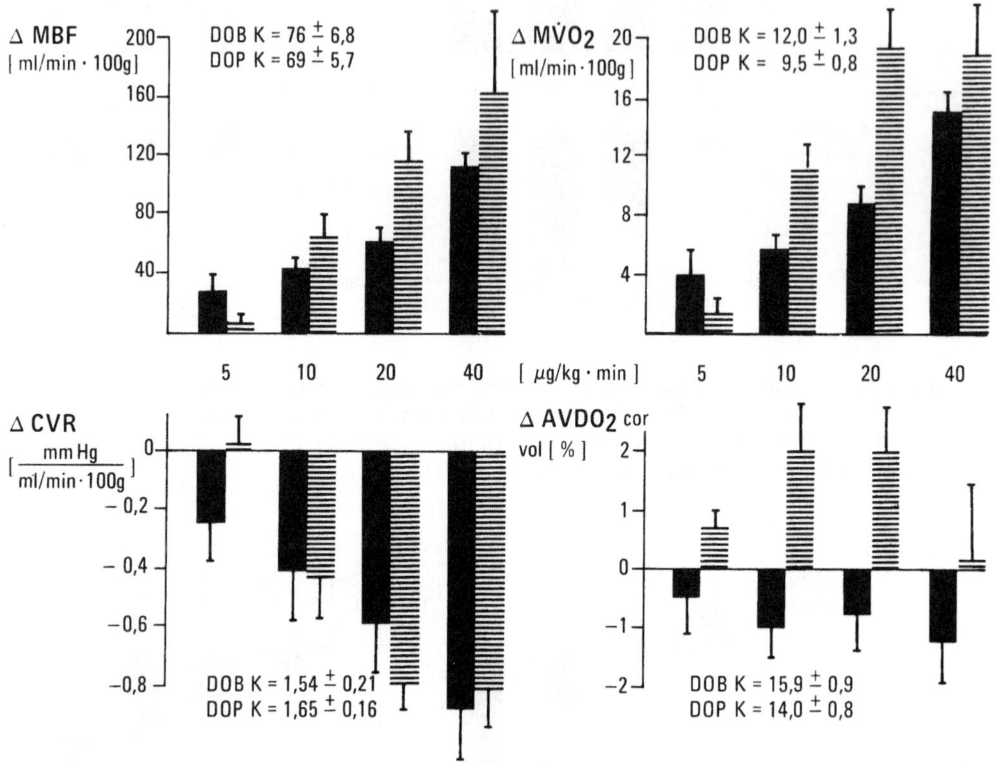

Abb. 4. Änderungen der Coronardurchblutung ($\triangle$ MBF), der myokardialen Sauerstoffaufnahme ($\triangle$ MVO$_2$), des coronaren Gefäßwiderstandes ($\triangle$ CVR) und der arterio-coronarvenösen Sauerstoffgehaltsdifferenz ($\triangle$ AVDO$_{2\,cor}$) nach einer 10-minütigen Dobutamin ■ bzw. Dopamin □-Infusion in Dosierungen 5 μg, 10 μg, 20 μg, 40 μg/kg/min im Vergleich zum Ausgangswert (DOB K bzw. DOP K) $\bar{x} \pm s_{\bar{x}}$, n=9

Mit der myokardialen Durchblutungszunahme vermindert sich der coronare Gefäßwiderstand dosisabhängig (Abb. 4).

Die AVDO$_2$ des Herzens nimmt unter Dopamin gering zu, während Dobutamin zu einem leichten Abfall der AVDO$_2$ führt (Abb. 4).

Beide Catecholamine vergrößern den myokardialen Sauerstoffverbrauch deutlich. Ab 10 μg/ kg/min liegt jedoch der Sauerstoffverbrauch des Herzens bei Dopamingabe signifikant höher als bei derselben Dobutamindosierung (Abb. 4).

Die isovolumetrische Druckanstiegsgeschwindigkeit dp/dt $_{max}$ und die äußere Verdrängungsarbeit des linken Ventrikels nehmen unter beiden Medikamenten zu (Abb. 5). Der Wirkungsgrad der äußeren Herzarbeit verbessert sich bei einer Gabe von 5 und 10 μg/kg/min Dobutamin. Unter Dopamin verschlechtert sich der Wirkungsgrad ab 20 μg/kg/min. 40 μg/kg/min Dobutamin verringern ebenfalls diesen Parameter signifikant (Abb. 5).

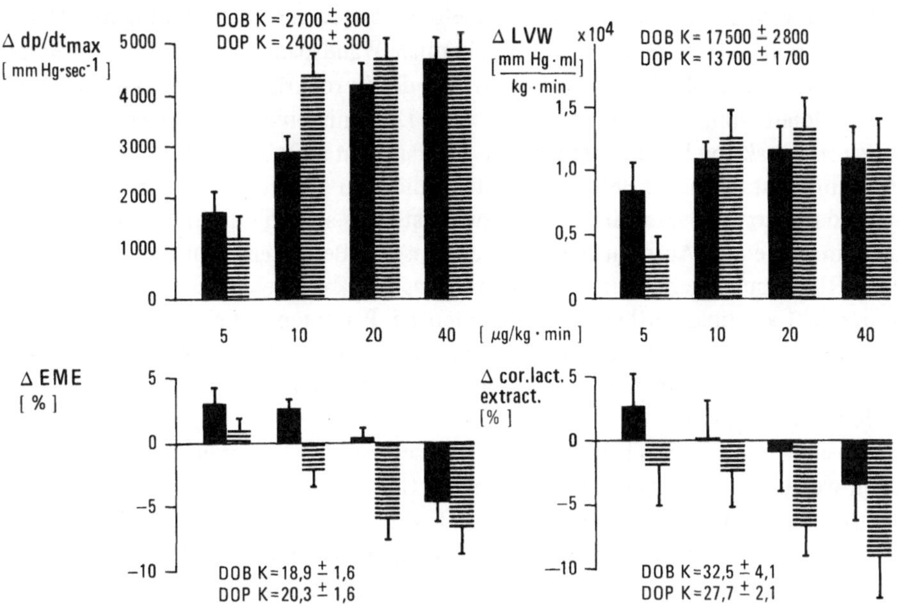

Abb. 5. Änderungen der maximalen linksventriculären Druckanstiegsgeschwindigkeit (Δ dp/dt max), der linksventriculären Herzarbeit (Δ LVW), des Wirkungsgrades der äußeren Herzarbeit (Δ EME) und der myokardialen Lactatextraktion (Δ cor.lact.extract.) nach einer 10-minütigen Dobutamin ■ bzw. Dopamin □-Infusion in Dosierungen von 5 µg, 10 µg, 20 µg, 40 µg/kg/min im Vergleich zum Ausgangswert (DOB K bzw. DOP K) x̄ ± s$_{x̄}$, n=9

Die Lactatextraktion des Herzens zeigt keine wesentlichen Unterschiede zwischen beiden Catecholaminen.

Diskussion

Unsere Untersuchung bestätigt die Ergebnisse anderer Autoren *(2, 3, 4, 5, 7, 8)*, daß Dobutamin ein Catecholamin mit einer ausgeprägten inotropen Wirkung ist. Im Vergleich mit dem klinisch häufig eingesetzten Catecholamin Dopamin zeigt Dobutamin deutlich unterschiedliche Herz-Kreislaufeffekte.

Aequivalente Dosen von Dobutamin steigern den Inotropieparameter dp/dt $_{max}$ in etwa gleichem Ausmaß. Berücksichtigt man jedoch neben der Inotropie die Einflüsse von Herzfrequenz, Vor- und Nachbelastung des Ventrikels auf diesen Parameter, so ist der Inotropieanteil an der Zunahme von dp/dt $_{max}$ unter Dobutamin größer als unter Dopamin einzuschätzen.

Im Gegensatz zu Dopamin senkt Dobutamin den peripheren Gefäßwiderstand. Diese Widerstandsabnahme vermindert die Auswurfimpedanz für den linken Ventrikel, was für das insuffiziente Herz besonders günstig ist. Die signifikant stärkere Zunahme der Auswurffraktion unter Dobutamin ist Folge sowohl der größeren Inotropiesteigerung als auch der gerüngeren Auswurfimpedanz für die stimulierten Herzen.

Dobutamin wirkt geringer positiv chronotrop als Dopamin. Unter Dopamin wird das Herzzeitvolumen fast ausschließlich über eine starke Frequenzzunahme erhöht.

Die Herzen verbrauchen unter Dopamin mehr Sauerstoff als unter Dobutamin. Ursächlich kommen dafür höhere Herzfrequenz und myokardiale Wandspannung in Betracht. Entsprechend den größeren metabolischen Bedürfnissen liegt der Coronarfluß unter Dopamin über den Werten von Dobutamin. Gleichzeitig konnte unter Dopamin eine leicht vermehrte myokardiale Sauerstoffextraktion beobachtet werden, während unter Dobutamin die AVDO$_2$ des Herzens gering abnimmt. Da beide Befunde statistisch nicht zu sichern sind, können wir eine mangelhafte Adaptation des vasculären Coronarwiderstandes an den erhöhten Energiebedarf unter Dopamin, wie einige Autoren es fanden, aus unseren Befunden nicht ableiten.

Neben Rhythmusstörungen ist die Zunahme des myokardialen Sauerstoffverbrauches der Faktor, der die Catecholamintherapie inbesonders bei Patienten mit eingeschränkter Coronarreserve limitiert. Trotz stärkerer Inotropiesteigerung erreicht der myokardiale Sauerstoffverbrauch unter Dobutamin nicht die Dopaminwerte, da die Frequenz- und Druckbelastung für die Herzen geringer sind.

Als Catecholamin für die Therapie des Herzversagens zeigt Dobutamin Vorteile gegenüber Dopamin, weil unter seiner Gabe die Auswurffraktion des linken Ventrikels stärker ansteigt und gleichzeitig vom Myokard weniger Sauerstoff verbraucht wird.

Wie von anderen Autoren *(6, 8)* untersucht, steigert Dobutamin die Mesenterial- und Nierendurchblutung proportional mit der Herzzeitvolumenzunahme. Dopamin hingegen induziert in diesen beiden wichtigen Teilkreisläufen über eine spezifische Widerstandsabnahme eine überproportionale Mehrdruchblutung. Aus diesem Grunde glauben wir, daß Dobutamin den rein cardialen Schockformen vorbehalten sein sollte. Besonders geeignet erscheint uns Dobutamin für das temporäre „low output"-Syndrom nach extracorporaler Zirkulation.

Literatur

1. Bretschneider, H.J.: Methoden zur Messung der Durchblutung mit einem hohen zeitlichen Auflösungsvermögen. Kreislaufmessungen *3*, 157 (1962)
2. Holloway, G., Frederickson, E.: Dobutamine, a new beta agonist. Anaesth. Analg. Current Researches *53*, 616 (1974)
3. Jewitt, D., Birkhead, J., Mitchell, A., Dollery, C.: Clinical cardiovascular pharmacology of dobutamine. The Lancet *17*, 363 (1974)
4. Leighton, K., Bruce, C.: Dobutamine and general anaesthesia: a study of the response of arterial pressure, heart rate and renal blood flow. Canad. Anaesth. Soc. J. *23*, 176 (1976)
5. Loeb, H., Bredakis, J., Gunner, R.: Superiority of dobutamine over dopamine for augmentation of cardiac output in patients with chronic low output cardiac failure. Circulation *55*, 375 (1977)
6. Robie, N., Goldberg, L.: Comparative systemic and regional hemodynamic effects of dopamine and dobutamine. Heart J. *90*, 340 (1975)
7. Tuttle, R., Mills, J.: Dobutamine, development of a new catecholamine to selectivity increase cardiac contractility. Circulat. Res. *36*, 185 (1975)
8. Vatner, St., McRitchie, R., Braunwald, E.: Effects of dobutamine on left ventricular performance, coronary dynamics and distribution of cardiac output in conscious dogs. J. clin. Invest. *53*, 1265 (1974)

Diskussion 5 s. S. 75

Verstärkung der inotropen Wirkung sympathomimetischer Amine durch Parasympathicolyse

H.R. Ochs, J.D. Rutherford und S.F. Vatner

Interaktionen des sympathischen und parasympathischen Nervensystems sind vielfältig und komplexer Natur. Wir haben untersucht, in welchem Ausmaß das parasympathische Nervensystem die inotropen Wirkungen sympathomimetischer Amine (Dobutamin, Dopamin, Norepinephrin, Isoproterenol) modifiziert *(1-5)*.

18 Hunden wurden linksventriculäre Druck- und Dimensionsmesser, Tygon-Katheter im linken Vorhof und in der Aorta sowie Schrittmacherelektroden implantiert; 6 weitere Hunde erhielten zusätzlich aortale Flowmeter. Die Versuche wurden 3-4 Wochen später durchgeführt, nachdem sich die Tiere von dem operativen Eingriff erholt hatten: dadurch ließen sich die bekannten kardiodepressiven Auswirkungen von Thorakotomie und Narkose vermeiden *(6)*. Dobutamin (10 μg/kg/min), Dopamin (10 μg/kg/min), Isoproterenol (0,02 μg/kg/min) und Norepinephrin (0,02; 0,10; 0,20 μg/kg/min) wurden den wachen, nicht sedierten Hunden für 10 min bei gleichzeitiger Registrierung von Herzfrequenz, linksventriculärem Druck und Durchmesser, arteriellem Druck sowie des totalen peripheren Widerstandes infundiert. 10 Minuten nach Ende der Infusionen erhielten die Versuchstiere 0,1 mg/kg Atropin i.v., wonach die Infusionen wiederholt wurden.

Norepinephrin 0,2 μg/kg/min führte zu einem Anstieg von dP/dt$_{max}$ um 39 ± 7% (Kontrollwert: 3330 ± 220 mm Hg/sec.), des mittleren arteriellen Druckes um 32 ± 3% (Kontrollwert 90 ± 3 mm Hg) und des totalen peripheren Widerstandes um 57 ± 15% (Kontrollwert: 0,030 ± 0,003 mm Hg/ml/min.). Nach der Gabe von Atropin, das die Kontrollwerte nicht wesentlich beeinflußte, stieg unter der Norepinephrin-Infusion dP/dt$_{max}$ um 123 ± 19%, der mittlere arterielle Druck um 66 ± 19% und der totale periphere Widerstand um 53 ± 4%. Nach der Gabe von Atropin wurde die positiv inotrope Wirkung von Dobutamin, Dopamin und Isoproterenol verdoppelt. Alle Experimente wurden unter einer Schrittmacherfrequenz von 180/min wiederholt, um zu zeigen, daß der atropininduzierte Anstieg der Herzfrequenz per se die Verstärkung der inotropen Wirkung nicht wesentlich beeinflußte. Nach Beta-Receptorenblockierung (Propranolol 1 mg/kg i.v.) ließ sich der Atropineffekt nicht mehr nachweisen. Weitere Untersuchungen zur Klärung des Mechanismus zeigten, daß 1. die Entleerung der Catecholaminspeicher nach Reserpinvorbehandlung den Atropineffekt weiter verstärkte, 2. der Effekt auch nach Zerstörung des sympathischen Nervensystems (durch 6-OH-Dopamingaben i.m.) nachzuweisen war, 3. nach beidseitiger cervikaler Vagotomie jedoch nicht mehr beobachtet werden konnte.

Zusammenfassung

Zusammenfassend führt eine cholinergische Blockierung mit Atropin am wachen, nicht sedierten Hund zu einer deutlichen Verstärkung der positiv-inotropen Wirkung sympathomimetischer Amine. Dieser Effekt ist nicht abhängig von der Herzfrequenz oder dem arteriellen Druck. Isoproterenol senkt den mittleren arteriellen Druck.

Ein intaktes symphatisches Nervensystem ist für den Anstieg von dP/dt$_{max}$ nicht erforderlich.

Die Ergebnisse sind vereinbar mit der Hypothese, daß vagal freigesetztes Acetylcholin nach Atropingabe einen positiv inotropen Effekt zeigt und somit die direkte Wirkung symphatomimetischer Amine verstärkt.

Literatur

1. Vatner, S.F., Ochs, H.R., Rutherford, J.D.: Potentiation of the contractile response to sympathomimetic amines by atropine in the conscious dog. Federation Proceedings *36*, 973 (1977)
2. Ochs, H.R., Rutherford, J.D., Vatner, S.F.: Atropine induced augmentation of inotropic responses to sympathomimetic amines in the conscious dog. 27th International Congress of Physiological Sciences, Paris, Proc. *13*, 560 (1977)
3. Ochs, H.R., Rutherford, J.D., Vatner, S.F.: Augmentation of norepinephrine action by atropine. The Physiologist *20*, 69 (1977)
4. Ochs, H.R., Rutherford, J.D., Vatner, S.F.: Parasympatholytic augmentation of pressor and inotropic responses to sympathomimetic amines in the conscious dog. Circulation *56*, III-202 (1977)
5. Vatner, S.F., Rutherford, J.D., Priano, L.L., Manders, W.T., Ochs, H.R.: Parasympatholytic augmentation of inotropic response to infused but not neurally released norepinephrine. Federation proceedings, 1978 (in press)
6. Vatner, S.F., Braunwald, E.: Cardiovascular control mechanismus in the conscious state. New Engl. J. Med. *293*, 970 (1975)

Dobutamine-Therapy of Heart Failure in Acute Myocardial Infarction and Following Coronary Bypass Surgery

T. Magnusson and E. Shell

There are two topics to discuss relative to the issue of heart failure which most concern physicians involved in the care of patients with coronary artery disease. The first occurs in the setting of acute myocardial infarction with its attendant high mortality, and secondly, the problem of pump failure during the immediate post-operative period following coronary artery bypass surgery.

Acute Myocardial Infarction

The problem of left ventricular failure complicating acute myocardial infarction is clearly the most overwhelming problem facing us in treating patients with myocardial infarction. Since the advent of coronary care units, we have been successful in recognizing and subsequently treating life-threatening arrhythmias. This has resulted in a reduction of the mortality rate in myocardial infarction from approximately 30% to about 15% to 20%. However, the remaining mortality in myocardial infarction is almost completely due to left ventricular failure. Thus, considerable effort is now directed toward the effective and safe treatment of left ventricular failure complicating myocardial infarction. One goal of such therapy is to improve the hemodynamic status of the patient such that there is less pulmonary congestion and more effective forward cardiac output. A note of caution is that hemodynamic improvement will not necessarily result in a reduced mortality. For instance, an intervention that either extends the ischemic injury or increases the incidence of lethal complications while improving hemodynamics would not likely to be viewed as beneficial. Thus, the efficacy of an intervention must be judged by multiple end-points, such as: 1) ability to favorably alter hemodynamics, 2) reduction or limitation of ischemic injury, 3) lack of morbid or mortal complications such as an arrhythmias, and most importantly, 4) reduction in mortality.
There are multiple potential therapies for the treatment of left ventricular failure complicating myocardial infarction including diuretics, balloon counterpulsation, digitalis, and finally, various catecholamines. We have all had the problem of the previously available catecholamines being relatively nonselective in their activity, and thus having undesirable side-effects. All of that has been detailed by Tuttle in his previous presentation. The other problem is that we have yet to see an adequate number of controlled trials to demonstrate which agents are more efficacious than others. In view of these considerations, we at Cedars-Sinai Medical Center are undertaking a randomized, controlled trial of dobutamine im comparison with what is considered conventional medical therapy for left ventricular failure, furosemide.

Protocol

Initial patient selection is based on the presence of acute myocardial infarction, early entry, and the clinical suggestion of left ventricular failure. In particular, patients arriving later than eight hours after the onset of symptoms are excluded from recruitment. Following informed consent and the initiation of enzyme sampling, hemodynamic monitoring is instituted. Based on the hemodynamic findings of a pulmonary capillary wedge pressure of greater than 18 mm Hg and a systolic arterial pressure between 90 and 140 mmHg, the patients are then randomized to receive either furosemide or dobutamine. All the patients receive morphine as needed for relief of pain, sufficient oxygen to maintain an arterial oxygen saturation in excess of 95%, and prophylactic lidocaine for arrhythmias. Dobutamine administration is initiated at 2 μg/kg/min, and increased in 1 μg/kg/min increments to maximize cardiac index, while not allowing heart rate to increase greater than 10 beats/min or systolic arterial pressure to rise greater than 140 mmHg. Furosemide is given in 40 mg intravenous doses every three hours as long as the pulmonary capillary wedge pressure remains greater than 18 mmHg. This therapy is continued for 48 hours. At the end of the 48 hours, those patients having both hemodynamic and clinical signs of left ventricular failure are digitalized in a dosage approximating two-thirds of a full digitalizing dose.

The specific end-points to evaluate the efficacy of this protocol are 1) differences in mortality, in that this group of patients is expected to have a mortality rate from 25% to 80%, and 2) observed creatine kinase (CK) release as an estimate of infarct size. Secondary end-points, are predicted creatine kinase release, the incidence of arrhythmias, hemodynamic changes, the requirement for digitalis at the end of 48 hours, and data obtained from both QRS and ST segment analysis on precordial maps.

Results

To date, this study is a preliminary result in that we have now randomized a total of only eight patients after a pilot experience of three patients; four patients receiving furosemide and four patients receiving dobutamine. The most immediately available results are the hemodynamic changes which are quite similar to results in other studies reported in this workshop. These are illustrated in Figures 1-3. On the ordinate are the changes in the various hemodynamic parameters and on the abscissa are the doses of dobutamine in μg/kg/min over a range of 0 (control) to 5 μg/kg/min. Overall there is less than a 10% increase in heart rate and less than a 10% decrease in mean arterial pressure (Fig. 1). Changes in pulmonary capillary wedge or left ventricular filling pressure (LVFP) have been less consistent with three of these six patients demonstrating a significant decrease in pulmonary capillary wedge pressure. Over the dosage range used, however, there is no significant change in mean left ventricular filling pressure. By contrast, stroke volume index increased consistently by a mean of approximately 20% (Fig. 2). The most striking changes (Fig. 3) have occurred with systemic vascular resistance and cardiac index, with what is now a reproducible decrease in systemic vascular resistance with increasing doses of dobutamine and, similarly, a dose-related increase in cardiac index. With respect to other parameters, other data concerning this group of patients reveals a mortality of one patient in each group for an overall mortality of 25%. Estimates of observed infarct size by analysis of CK curves reveals an extremely wide range in each group, ranging from 30 to 259 CK-gm-equivalents in patients receiving dobutamine and 6 to 97 CK-gm-equivalents in patients receiving furosemide. Analysis of arrhythmia data and precordial mapping data has not been completed.

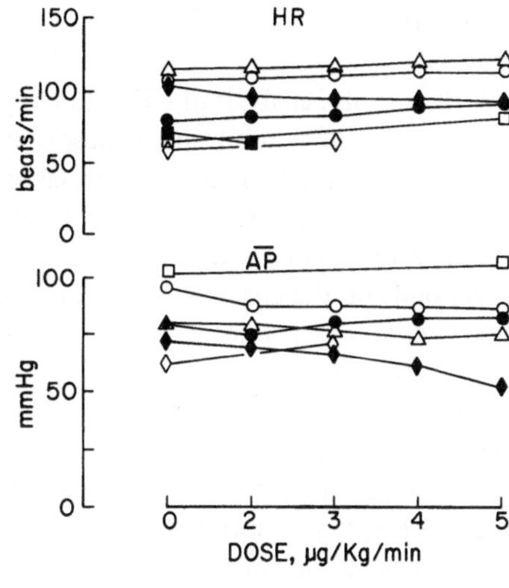

Fig. 1. Dose-response relationship of heart rate (HR) and mean arterial pressure (AP), for each patient with graded infusions of dobutamine (Dose, μg/kg/min)

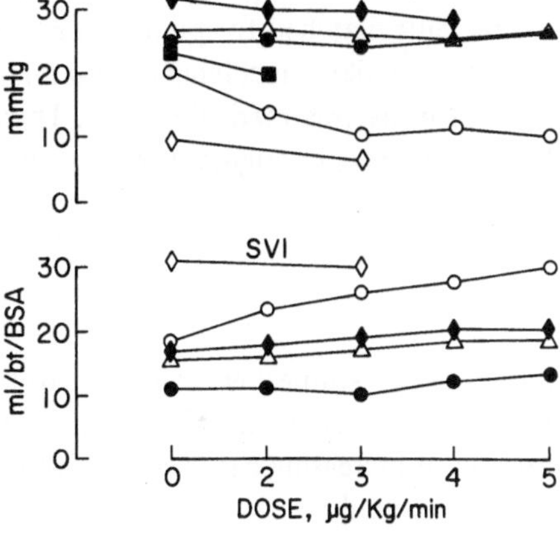

Fig. 2. Dose-response relationship of pulmonary capillary wedge pressure or left ventricular filling pressure (LVFP), and stroke volume index (SVI) for each patient with graded infusions of dobutamine (Dose, μg/kg/min)

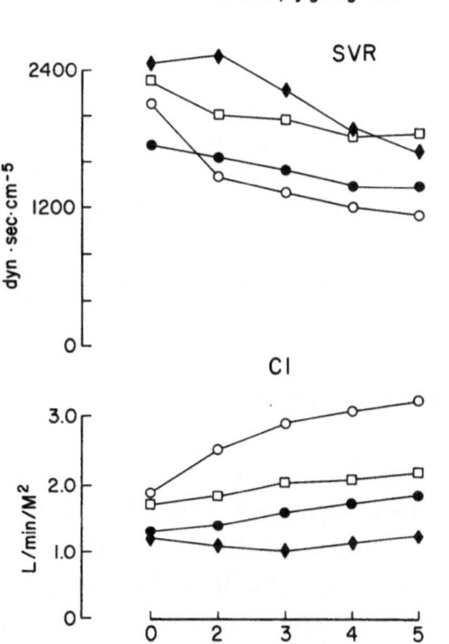

Fig. 3. Dose-response relationship of systemic vascular resistance (SVR) and cardiac index (CI) for each patient infusions of dobutamine (Dose, μg/kg/min)

Other Studies

In another study, analysis of CK data has provided some insight into the effects of dobutamine in acute myocardial infarction. Gillespie et al. *(1)* have recently reported a non-randomized study of patients with acute myocardial infarction not necessarily complicated by heart failure. Analysis of CK curves is based on the finding that in uncomplicated myocardial infarction the time-activity curve empirically fits a log normal function. Furthermore, by knowing the initial points on the curve, the remainder of the curve can be predicted by nonlinear curve fitting techniques. If you integrate the area under this curve and, using approximations of various constants relating to release of CK from myocardium and disappearance from circulation, you can arrive at a figure called CK infarct size. In the experimental animal and now in man, as recently published by Bleifeld et al. *(2),* this estimation of CK infarct size correlates well with anatomic measurements of infarct size. This measurement furthermore seems to have biologic significance in that it correlates with incidence of arrhythmias, mortality, and hemodynamic embarassment during myocardial infarction.

In the study reported by Gillespie et al. *(1),* analysis fo CK data revealed that there was a similar rate of extension, 22% in the 16 patients receiving dobutamine as occurred in a group of 16 patients matched for predicted infarct size. Similarly, frequency of premature ventricular beats in patients receiving dobutamine was the same as occurred in a group of patients matched for pre-treatment PVC rate. Thus, the interpretation of this data would indicate dobutamine does not augment infarct size nor increase arrhythmia rate.

Conclusions

From these two studies, we can come to the following tentative conclusions: dobutamine has the desired hemodynamic effect in patients with heart failure complicating their myocardial infarction of increasing cardiac index primarily due to an increase in stroke volume index. In most patients, pulmonary capillary wedge pressure decreases. Furthermore, arterial pressure does not appreciably change to either increase afterload or to decrease coronary perfusion pressure. Heart rate increase is minimal. Additionally, there does not appear to be an increase in frequency of PVC's and there does not appear to be an increase in extension rate as assessed by the CK methodology.

Therefore, dobutamine shows considerable promise; what remains unanswered is whether or not dobutamine can result in a decreased mortality rate as compared to conventional or any other therapy for heart failure, as assessed by randomized clinical trials, lastly, in which subsets specifically dobutamine will have its greatest effect.

Post-operative Heart Failure

The second subject of our discussion relates to the problem of cardiac failure following coronary bypass surgery for which there are likewise a multitude of therapies used with variable success. A study comparing dobutamine with two other regimes is being carried out at our institution by Gray and Shah. The study is basically performed during the first 24 hours following coronary artery bypass surgery, in patients specifically with low output syndrome defined as a cardiac index of less than 2.5 and a pulmonary capillary wedge pressure that is

12 mmHg or greater. The design of the study is a Latin square design meaning that each patient receives each drug regimen; however, the sequence of drug administration is varied with each patient. Figures 4-7 show the hemodynamic results in the five patients studied thus far. On the ordinate are the changes in hemodynamic parameters versus dosage of the infusion regimen plotted on the abscissa. For dopamine and dobutamine the doses are the same. Dose 1 is 2.5 g/kg/min, dose 2 is 5 μg/kg/min and dose 3 is 10 μg/kg/min. For norepinephrine and phentolamine, dose 1 is 0.05 μg/kg/min, dose 2 is 0.1 μg/kg/min, and dose 3 is 0.2 μg/kg/min of norepinephrine. In the patients receiving norepinephrine and phentolamine there were two different ratios of norepinephrine to phentolamine. Those patients denoted by the small asterisk received an infusion containing a ratio by volume of norepinephrine to phentolamine of 1 to 10 (by weight, 4 mg norepinephrine to 50 mg phentolamine), the remainder of the patients had a ratio by volume of the drugs of 1 to 2; there are differences between those two infusions as will be pointed out.

Results

In heart rate response (Fig. 4), it is clear that patients receiving dopamine had a mean increase in heart rate as a function of the dose of the drug. With dobutamine this is less clear and only at the higher doses, namely 10 μg/kg/min is there a substantial increase in heart rate. However, at the lower dose rates there are small, but insignificant changes in heart rate. With the norepinephrine/phentolamine combination, with two exceptions, there is no significant change in heart rate. Note that those patients receiving the 1 to 10 ratio of norepinephrine and phentolamine have an intermediate change in heart rate similar to dobutamine.

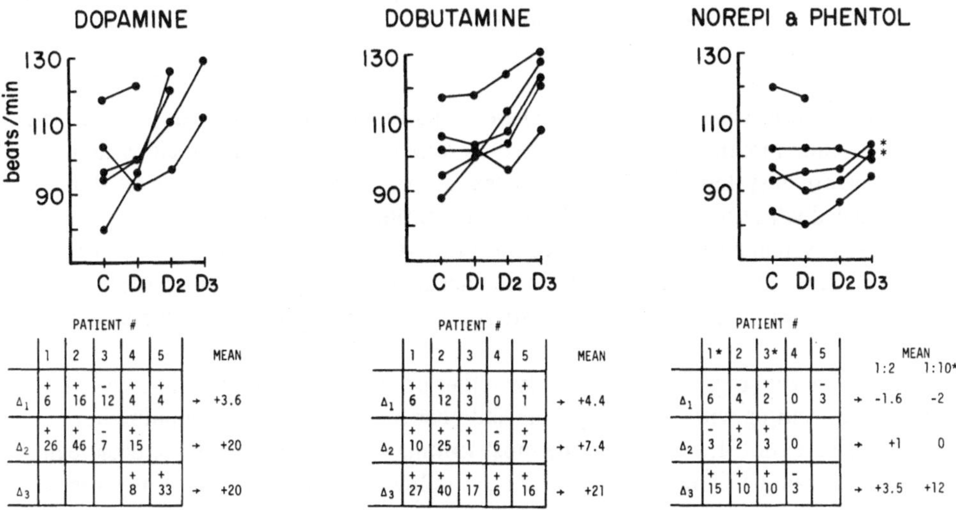

DOPAMINE

PATIENT #

	1	2	3	4	5	MEAN
Δ_1	+6	+16	-12	+4	+4	→ +3.6
Δ_2	+26	+46	-7	+15		→ +20
Δ_3				+8	+33	→ +20

DOBUTAMINE

PATIENT #

	1	2	3	4	5	MEAN
Δ_1	+6	+12	+3	0	+1	→ +4.4
Δ_2	+10	+25	+1	-6	+7	→ +7.4
Δ_3	+27	+40	+17	+6	+16	→ +21

NOREPI & PHENTOL

PATIENT #

	1*	2	3*	4	5	MEAN 1:2	MEAN 1:10*
Δ_1	-6	-4	+2	0	-3	→ -1.6	-2
Δ_2	-3	+2	+3	0		→ +1	0
Δ_3	+15	+10	+10	-3		→ +3.5	+12

Fig. 4. Comparative heart rate response to graded infusions of dopamine (C=control, D_1=2.5 μg/kg/min, D_2= 5 μg/kg/min, D_3=10 μg/kg/min), dobutamine (D_1=2.5 μg/kg/min, D_2=5 μg/kg/min, D_3=10 μg/kg/min) and norepinephrine and phentolamine (D_1=0.05 μg/kg/min, D_2=0.1 μg/kg/min, D_3=0.2 μg/kg/min of norepinephrine). In the lower panels are the individual and mean changes in heart rate with each dose. 1:2 = 4 mg norepinephrine:10 mg phentolamine.
*1:10 = 4 mg norepinephrine:50 mg phentolamine

Mean arterial pressure response is denoted in Fig. 5. Those patients receiving dopamine infusion having a substantial increase in mean arterial pressure at the highest dose levels; however, with dobutamine, as we have seen from the previous presentations, there are insignificant changes in mean arterial pressure with one exception. With norepinephrine/phentolamine, those patients receiving a 1 to 2 ratio of the drugs have a pronounced increase in mean arterial pressure. Those patients receiving a 1 to 10 ratio of the drugs have a significantly less increase in mean arterial pressure.

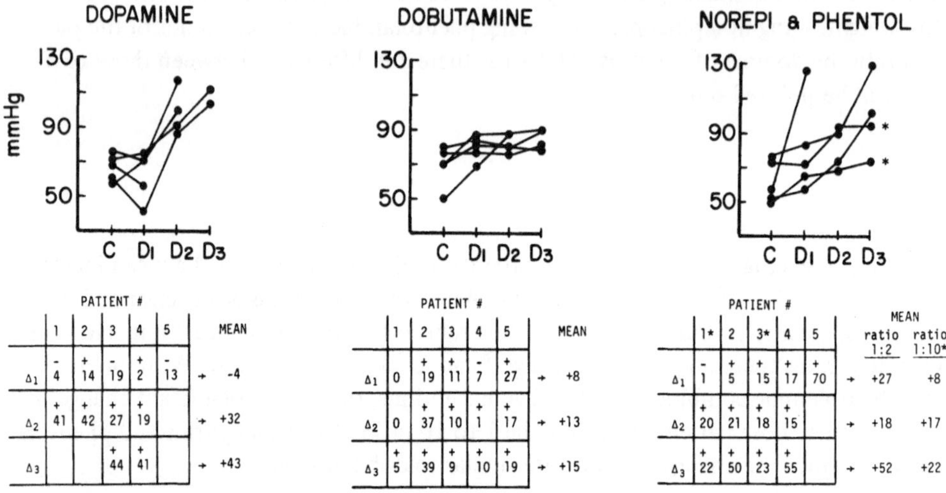

DOPAMINE — PATIENT #

	1	2	3	4	5		MEAN
Δ_1	-4	+14	-19	+2	-13	→	-4
Δ_2	+41	+42	+27	+19		→	+32
Δ_3			+44	+41		→	+43

DOBUTAMINE — PATIENT #

	1	2	3	4	5		MEAN
Δ_1	0	+19	+11	-7	+27	→	+8
Δ_2	0	+37	+10	+1	+17	→	+13
Δ_3	+5	+39	+9	+10	+19	→	+15

NOREPI & PHENTOL — PATIENT #

	1*	2	3*	4	5		MEAN ratio 1:2	ratio 1:10*
Δ_1	-1	+5	+15	+17	+70	→	+27	+8
Δ_2	+20	+21	+18	+15		→	+18	+17
Δ_3	+22	+50	+23	+55		→	+52	+22

Fig. 5. Comparative mean arterial pressure response (mmHg) to graded infusions of dopamine, dobutamine, and norepinephrine/phentolamine. Same format as Fig. 4

Systemic vascular resistance changes (Fig. 6) are similarly likewise to previous data; the mean changes in systemic vascular resistance induced by dopamine is extremely small with a trend towards a decrease in systemic vascular resistance; decreasing systemic vascular resistance is more pronounced with dobutamine. With the combination of norepinephrine and phentolamine changes in systemic vascular resistance are a function of the ratio of the two drugs. Those patients receiving a 1 to 10 ratio have no change in systemic vascular resistance as you might predict if the alpha-mediated vasoconstriction of norepinephrine were blocked by phentolamine.

Cardiac index changes (Fig. 7) are similar with either dopamine and dobutamine with a less marked change occuring with norepinephrine and phentolamine. Changes in pulmonary capillary wedge pressure (not shown) reveal the most striking differences among the drug regimes. Whereas, with dopamine there is a mean increase of pulmonary capillary wedge pressure, with dobutamine there is a mean decrease of pulmonary capillary wedge pressure. The response to norepinephrine and phentolamine is essentially that of an unchanged pulmonary capillary wedge pressure.

One final comment is relevant to frequency of arrhythmias. Only in the patients receiving dopamine was there noted a significant increase in arrhythmias and, in fact, in two of the patients infusions could not be continued to higher because of the occurrence of premature ventricular

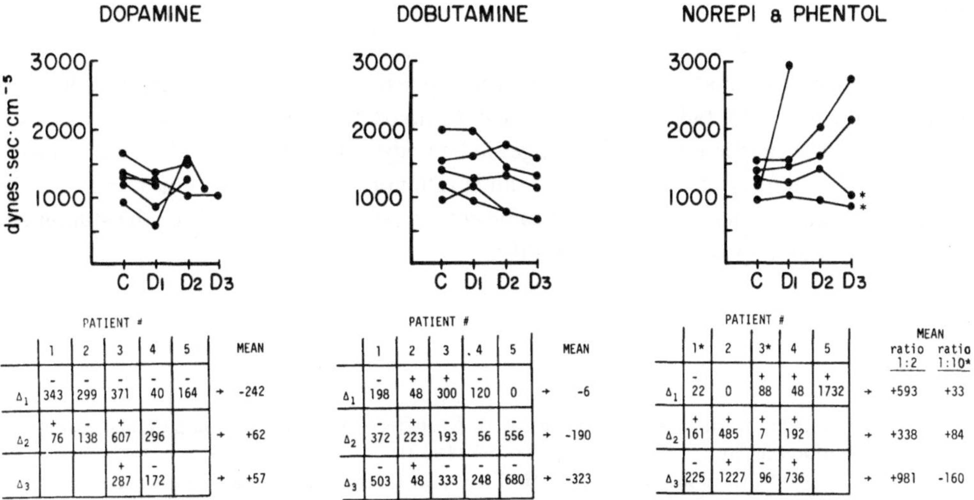

DOPAMINE — PATIENT #

	1	2	3	4	5	MEAN
Δ_1	−343	−299	−371	−40	−164	→ −242
Δ_2	+76	−138	+607	−296		→ +62
Δ_3			+287	−172		→ +57

DOBUTAMINE — PATIENT #

	1	2	3	.4	5	MEAN
Δ_1	−198	+48	+300	−120	0	→ −6
Δ_2	−372	+223	−193	−56	−556	→ −190
Δ_3	−503	+48	−333	−248	−680	→ −323

NOREPI & PHENTOL — PATIENT #

	1*	2	3*	4	5	MEAN ratio 1:2	ratio 1:10*
Δ_1	−22	0	+88	+48	+1732	→ +593	+33
Δ_2	+161	+485	+7	+192		→ +338	+84
Δ_3	−225	+1227	−96	+736		→ +981	−160

Fig. 6. Comparative systemic vascular resistance responses (dynes·sec.cm⁻⁵) to graded infusions of dopamine, dobutamine, and norepinephrine/phentolamine. Same format as Fig. 4

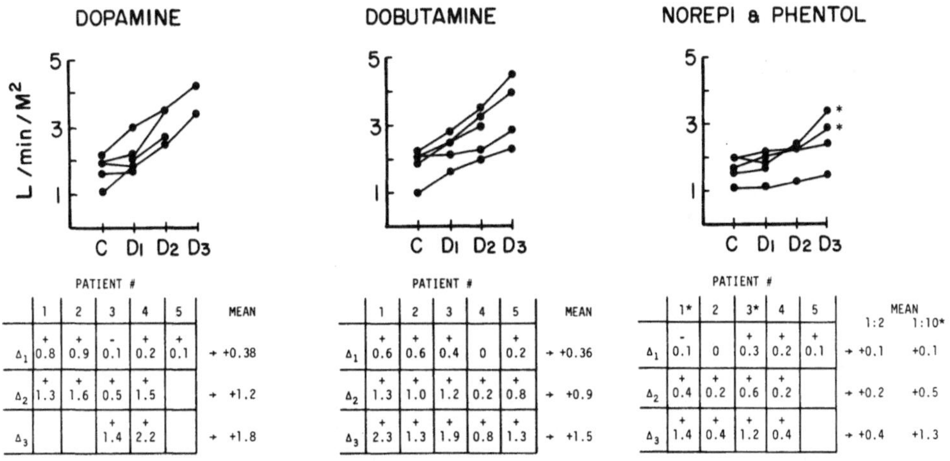

DOPAMINE — PATIENT #

	1	2	3	4	5	MEAN
Δ_1	+0.8	+0.9	−0.1	+0.2	+0.1	→ +0.38
Δ_2	+1.3	+1.6	+0.5	+1.5		→ +1.2
Δ_3			+1.4	+2.2		→ +1.8

DOBUTAMINE — PATIENT #

	1	2	3	4	5	MEAN
Δ_1	+0.6	+0.6	+0.4	0	+0.2	→ +0.36
Δ_2	+1.3	+1.0	+1.2	+0.2	+0.8	→ +0.9
Δ_3	+2.3	+1.3	+1.9	+0.8	+1.3	→ +1.5

NOREPI & PHENTOL — PATIENT #

	1*	2	3*	4	5	MEAN 1:2	1:10*
Δ_1	−0.1	0	+0.3	+0.2	+0.1	→ +0.1	+0.1
Δ_2	+0.4	+0.2	+0.6	+0.2		→ +0.2	+0.5
Δ_3	+1.4	+0.4	+1.2	+0.4		→ +0.4	+1.3

Fig. 7. Comparative cardiac index responses (L/min/m²) to graded infusions of dopamine, dobutamine, and norepinephrine/phentolamine. Same format as Fig. 5

contractions. This was not the case with either dobutamine or the norepinephrine/phentolamine combination.

Therefore, in summary, in this group of post-operative patients with low output syndrome following coronary artery bypass surgery, dobutamine seems to have the desired hemodynamic effects of increasing cardiac performance without causing an increased arrhythmia rate nor changing blood pressure to decrease coronary perfusion pressure. This is consistent with the data that we have previously seen, hopefully strengthened by the design of the study where each patient receives each drug in varying sequences.

Summary

From these two preliminary studies, dobutamine appears to have considerable promise in the treatment of acute heart failure complicating both myocardial infarction and coronary bypass surgery. Not only are there desirable changes in hemodynamics, but there does not appear to be associated morbidity of increased arrhythmia rate nor increased extension rate as assessed by enzyme changes. These findings need to be confirmed by continuation of the studies and to be paralleled by improvement in mortality.

References

1. Gillespie, T.A., Ambos, H.D., Sobel, B.E., Roberts, R.: Effects of dobutamine in patients with acute myocardial infarction. Am. J. Cardiol. *39*, 588-594 (1977)
2. Bleifeld, W., Mathey, D., Hanrath, P., Buss, H., Effert, S.: Infarct size estimated from serial serum creatine phosphokinase in relation to left ventricular hemodynamics. Circulation *55*, 303-311 (1977)

Diskussion 6 s. S. 76

β_1-Selectivity of Dobutamine and its Potential for Cardiovascular Therapy

R.R. Tuttle

The myocardial selectivity of dobutamine is of particular interest in the treatment of heart failure due to acute myocardial infarction. Some cardiologists believe that because inotropic stimulation increases myocardial O_2-consumption, infarct size will necessarily expand. This idea has its roots in the experiments of Maroko *et al.* who showed an extension of infarct size with isoproterenol. However, I think we sometimes forget that infarction is a regional process, and that knowing the oxygen consumption for the whole heart doesn't reveal what is occurring in the ischemic region. We forget to ask, how can the direct inotropic effect of isoproterenol extend an infarction if the drug does not arrive in that area? If blood flow doesn't arrive, then neither can the isoproterenol. Or you might think that isoproterenol would sequester into an ischemic area, but catechol-O-methyl transferase which inactivates isoproterenol is ubiquitous and this enzyme works as well in an ischemic area as it does in a well-oxygenated area. So the idea that isoproterenol would accumulate in the ischemic area in excess of the blood supply is untenable. Therefore, ist must be the chronotropic and β_2 vascular effects rather than the direct inotropic effect of isoproterenol that are responsible for extending the infarction. Our work with dobutamine substantiates this idea.

In dogs we narrowed the lumen of the left anterior descending coronary artery (LAD) by 95% just below the circumflex branch and subsequently infused isoproterenol or dobutamine in doses that caused the same increases in whole heart oxygen consumption ($M\dot{V}O_2$). We then assessed regional blood flow within the myocardium. Figure 1 illustrates our experimental set-up to measure regional myocardial blood flow and overall myocardial oxygen consumption. Contractility was assessed directly with a miniature pressure transducer in the left ventricle, cardiac output was measured with an electromagnetic flow probe around the aorta, and blood samples were taken from the coronary sinus and from the aorta to measure oxygen content. Coronary blood flow, both total and regional, was assessed by the radiolabelled microsphere technique. We have computer programs that enable us to use 6 different isotopes to assess flow at 6 different times. Figure 2 correlates the doses of isoproterenol and dobutamine. The dose numbers correspond to doses of isoproterenol and dobutamine that are equipotent in increasing cardiac oxygen consumption. At the post-occlusion point ("POST") we see a fall in oxygen consumption because there is now less myocardium to consume oxygen. With increasing doses of both isoproterenol and dobutamine there is an equal increase in oxygen consumption. The doses of dobutamine were 2, 4, and 8 μg/kg/min and isoproterenol was given at 0.05, 0.1, and 0.2 μg/kg/min. Contractility increased slightly more with dobutamine. Aortic blood flow was increased similarly by the two drugs. However, there was a greater rise in heart rate with isoproterenol than with dobutamine. And because of a large β_2-effect in the skeletal muscle there is a much greater fall in resistance with isoproterenol than with dobutamine, so arterial pressure (and consequently coronary perfusion pressure) is better maintained with dobutamine than with isoproterenol.

Figure 3 shows the consequences of these hemodynamic differences on regional blood flow within the myocardium. We assessed regional myocardial blood flow by dividing the endocardium of the left ventricular wall into 20 sections. We then grouped them into the most

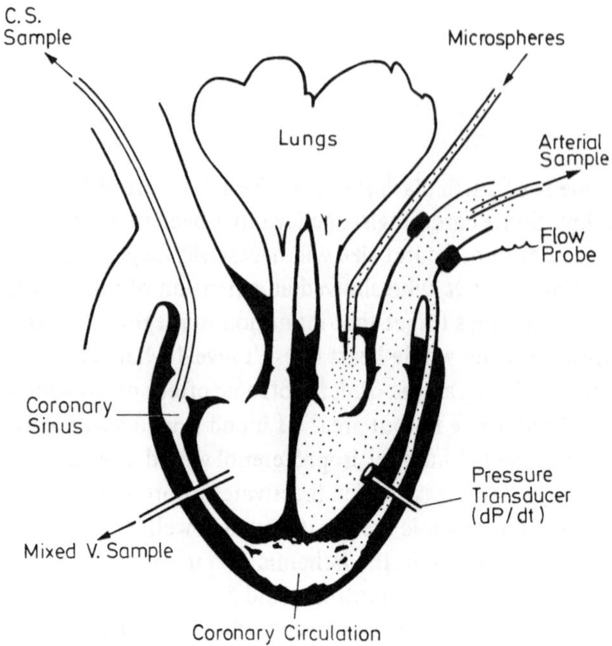

Fig. 1. Experimental set-up to measure regional myocardial blood flow and overall myocardial oxygen consumption

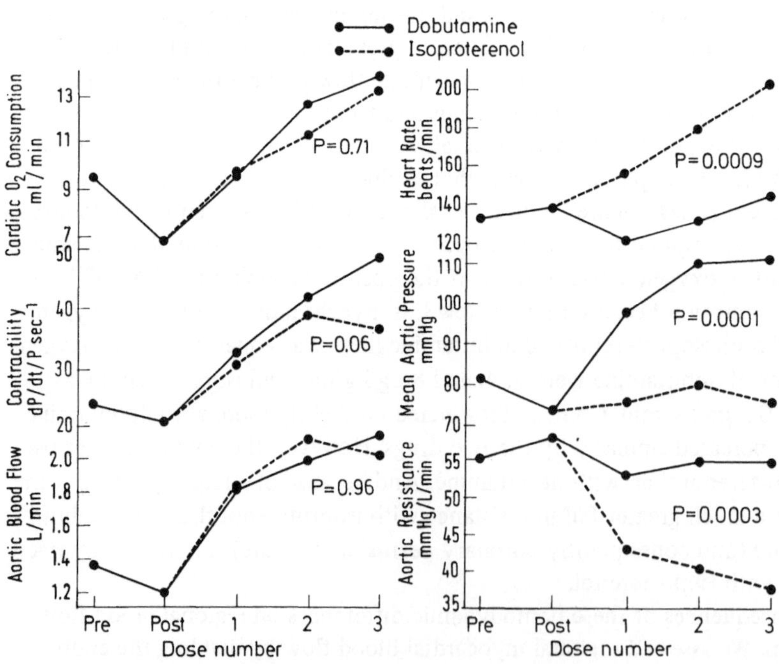

Fig. 2. Correlations of isoproterenol and dobutamine doses. Dose numbers correspond to doses of 2, 4 and 8 μg/kg/min for dobutamine and of .05, .1 and .2 μg/kg/min for isoproterenol. Pre: prior to occlusion of LAD. Post: after occlusion of LAD

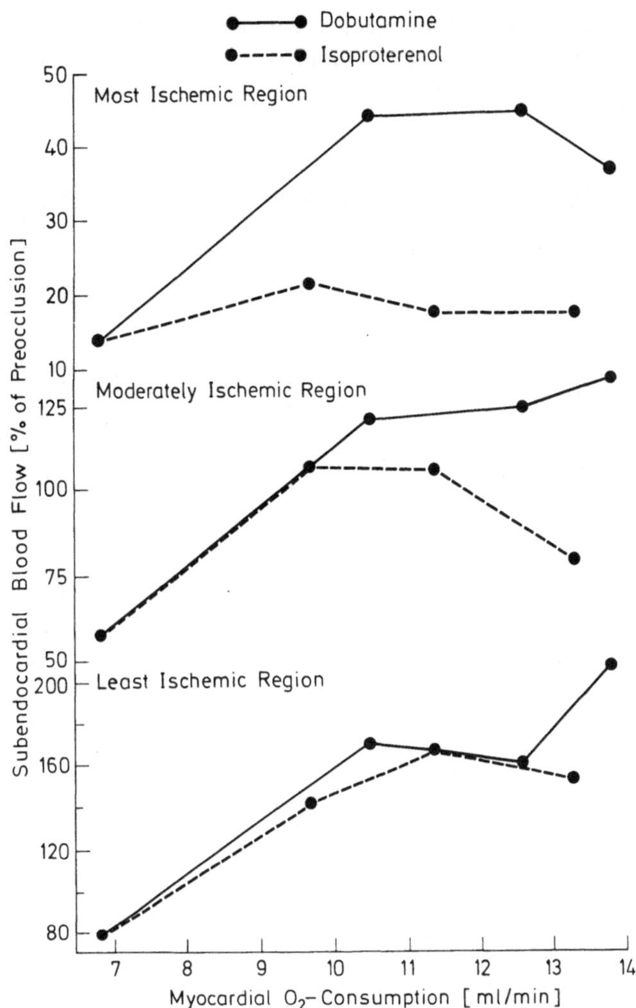

Fig. 3. Regional myocardial blood flow in relation to myocardial oxygen consumption

ischemic region (less than 20% of the pre-occlusion flow), moderately ischemic (20-70% of pre-occlusion flow) and least ischemic (more than 70% of pre-occlusion flow) regions. Myocardial flow is plotted against $M\dot{V}O_2$. So to perfuse any area we can see the cost in terms of MVO_2. The first dose of dobutamine causes a statistically significant rise in blood flow in the most ischemic area. Although flow is not totally returned, it reaches a level that retains viability of the muscle. In the less ischemic areas supplied by the unoccluded circumflex artery, dobutamine and isoproterenol behave similarly. There is a slightly greater increase in flow with dobutamine than with isoproterenol in the moderately ischemic region. And there is no difference between the two drugs in the least ischemic zone. These are acute experiments. In a series of chronic experiments on 24 dogs we occluded the artery as before, and immediately started an infusion of either dobutamine (2.5 μg/kg/min) or saline. This was continued for 24 hours by battery-operated pumps on the dogs' backs. These animals were matched, pure-bred beagles. Three days after the occlusion (or 2 days after stopping the dobutamine-

or saline-infusion) we injected radiolabelled microspheres, removed the heart and divided the left ventricular wall as diagrammed in Fig. 4. Figure 5 represents the mean results of 12

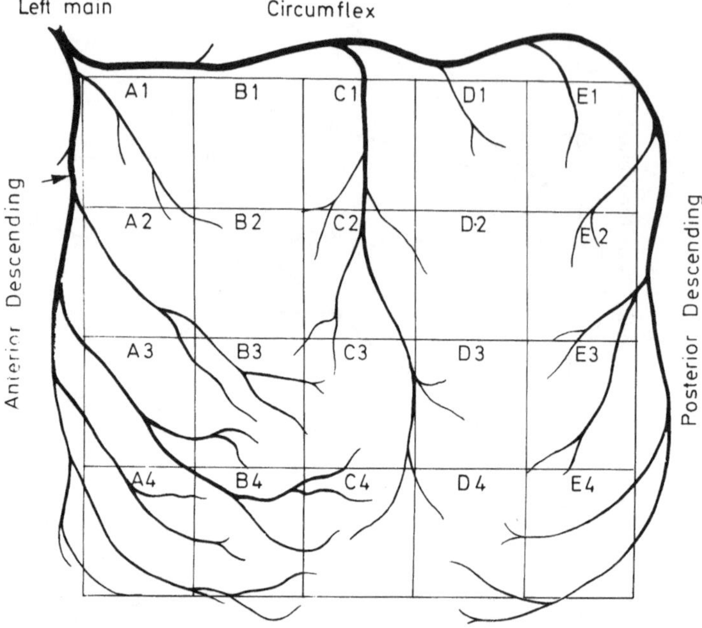

Fig. 4. Division of left ventricular wall

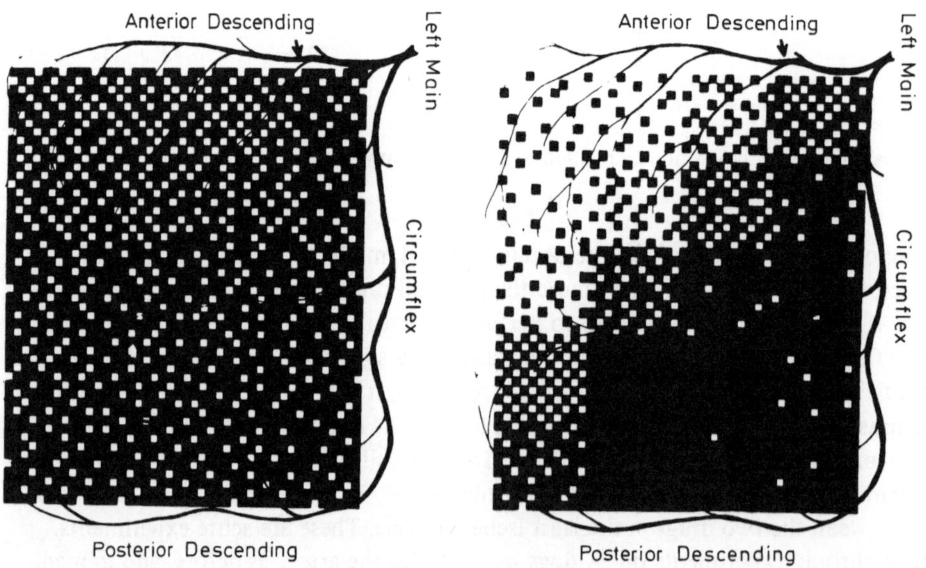

Fig. 5. Blood supply of left ventricle as shown with radiolabelle microspheres. Mean results of 12 animals treated with saline (top diagram) and 12 animals with dobutamine (lower diagram)

animals treated with saline (top diagram) and 12 animals treated with dobutamine (lower diagram). Each small square represents 0.1% of the total radioactivity injected. It is apparent that there was a large infarcted region in the control saline dogs. This was obvious also when you looked at the heart. Analysis of variance showed that the results were highly significant ($P<0.001$). This analysis of radioactivity correlated well with histology done on these same myocardial pieces.

So we have shown that an infarction can be contained even with an agent that increases myocardial oxygen consumption. The results indicate that the coronary flow (or oxygen supply) increased faster than did the consumption in the jeopardized area. This is partially explained by the direct increase of coronary flow discussed earlier. But there are other factors that are not so obvious.

We must remember that the adrenergic innervation of the heart is heavy and the norepinephrine content of the heart normally is one of the highest in the body. When an ischemic myocardial cell erupts, it spews out its contents and its enzymes appear in the periphery, assisting the diagnosis of acute myocardial infarction. The sympathetic nerve fibers also spew out their contents when they become ischemic. In this case the contents are norepinephrine. The consequence is large amounts of norepinephrine released into the most ischemic region of the heart, thereby increasing regional oxygen demand. Moreover, those high concentrations of norepinephrine have the potential to reduce oxygen supply by vasoconstriction. Maintaining blood flow in the ischemic region should prevent the leakage of norepinephrine from the sympathetic fiber into the myocardium. We have tested this hypothesis experimentally in the dog. To assess leakage of norepinephrine from the sympathetic nerve fibers we measured the myocardial concentration of the norepinephrine metabolite, 3-methoxy-norepinephrine (Fig. 6). The enzyme, catechol-O-methyl transferase, exists only outside the sympathetic nerve fiber so the presence of this metabolite in the myocardium proves that the norepinephrine has left the nerve fiber. And this can be assessed on a regional basis.

We loaded the sympathetic fibers with tritiated norepinephrine and later separated tritiated normetanephrine from labeled norepinephrine. We found that normetanephrine rapidly appears in the ischemic region. Figure 7 shows the normetanephrine concentrations within 4 hours of

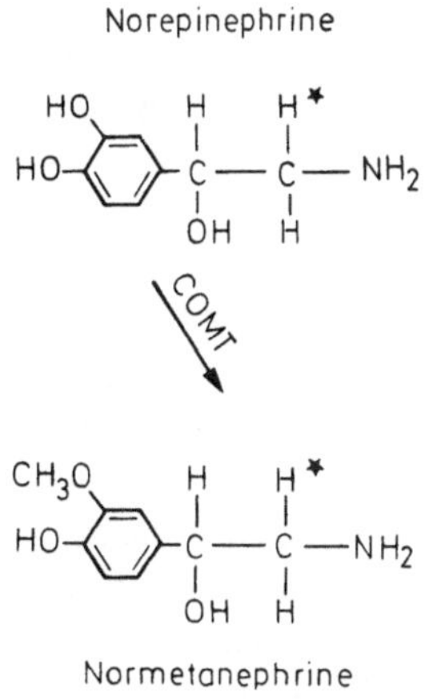

Fig. 6. Structural formulae of Norepinephrine and its metabolite 3-methoxy-norepinephrine (* = Tritiam label)

occlusion of the LAD in nonischemic areas supplied by patent circumflex arteries and also in the ischemic region of the LAD.

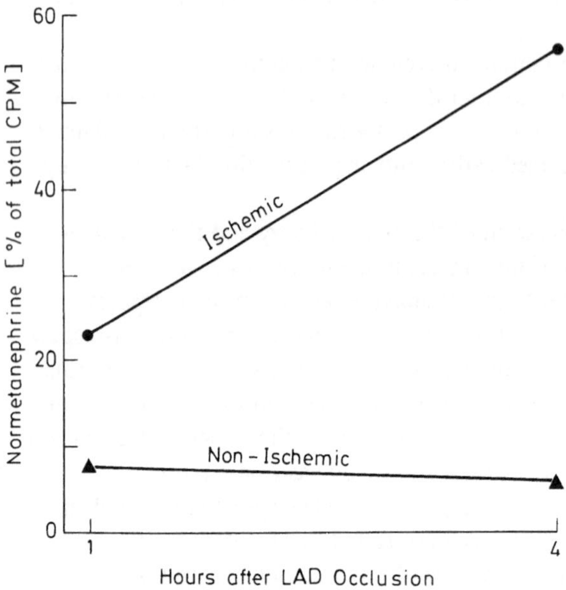

Fig. 7. Normetanephrine concentrations after occlusion of the left anterior descending coronary artery (LAD) in the ischemic and non-ischemic areas

The design of Fig. 8 is based on the map of the heart in Fig. 4. The ischemic area that is supplied principally by the occluded artery is on the left of the diagonal line while to the right of the line is the area supplied by the circumflex artery. Twelve control dogs were treated with saline for one hour after the occlusion. The 12 dobutamine dogs were treated for one hour after occlusion with 5 μg/kg/min. In the normal zone the concentrations of the metabolite are the same in the two sets of dogs. In the ischemic zones the concentrations of the metabolite are significantly higher in the control animals than in the animals given dobutamine, indicating that the treated dogs had less leakage of norepinephrine from the sympathetic nerve fibers. Of course, the primary concern in myocardial infarction is the balance between oxygen supply and those factors that increase oxygen consumption. Therefore, we quantitated this relationship by dividing the norepinephrine metabolite concentration (indicative of oxygen demand) by the microspheres (representing the oxygen supply). In Figure 9 the normal zones show no column at all and, of course, no difference between the dobutamine and saline treated animals. However, there is an enormous difference in this ischemic zones between the control and dobutamine treated animals, indicating that the relationship between blood flow and noradrenergic activity in that region is healthier in the dobutamine dogs than in the saline animals. I believe, this was an important factor in dobutamine's ability in the earlier experiments to contain myocardial infarction.

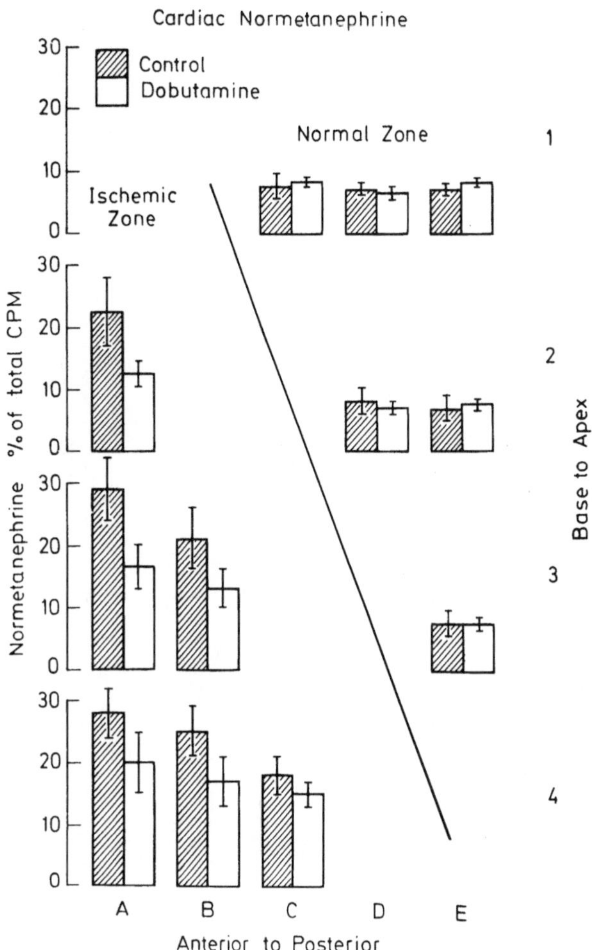

Fig. 8. Normetanephrine concentrations in the ischemic (left) and non-ischemic (right) zones for 12 dobutamine treated dogs at a dose of 5 μg/kg/min and 12 saline treated dogs as controls

For some time I have been interested in the beneficial effects of physical training in rehabilitating patients who are recovering from myocardial infarction. I have noticed also that there are close similarities between the cardiovascular responses to exercise and the responses to dobutamine. We do not know all of the factors that take place in exercise or dobutamine stimulation, but we do know that the responses indicated in Table 1 are shared by both exercise and high doses of dobutamine. Cardiac contractility is increased, heart rate rises with increasing doses, cardiac output increases, coronary blood flow increases, arterial pressure increases, and vascular resistance goes down. If any one or all of these are important to the ultimate effects of physical training, then we might expect a chronic training program with dobutamine to provide some of the effects that one achieves with physical training.

We tested that idea on 8 dogs that had surgical narrowing of the LAD. Four dogs were treated with saline and 4 with dobutamine, 5 days a week, two hours a day for 18 weeks. As is usually done with a physical training schedule, we used the heart rate as an index of how fast to in-

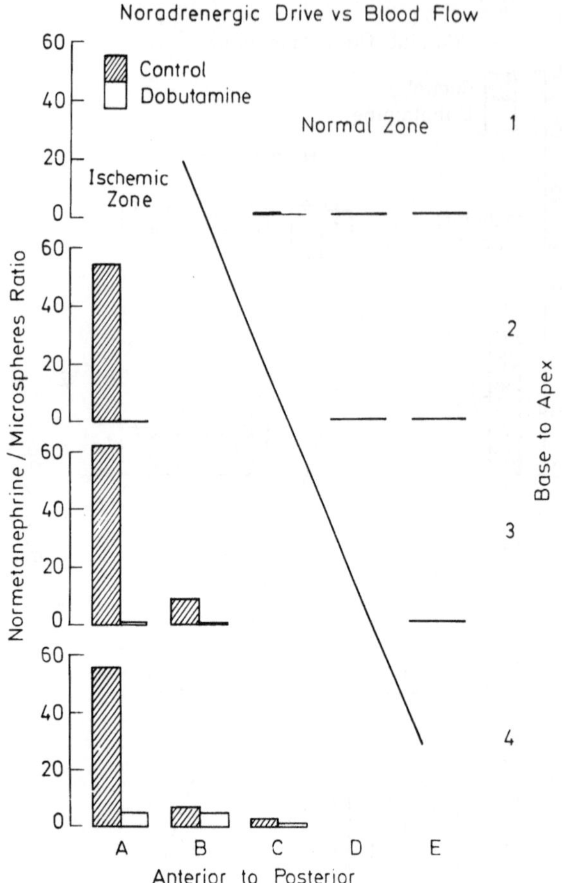

Fig. 9. Set-up as in Fig. 8. Shown is the ratio of normetanephrine concentrations over the microspheres

Table 1. Cardiovascular Responses shared by high
doses of Dobutamine and physical exercise

Cardiac Contractility	↑
Heart rate	↑
Cardiac Output	↑
Coronary Blood Flow	↑
Arterial Blood Pressure	↑
Vascular Resistance	↓

crease the dose from week to week--just as you would increase the amount of exercise work done from week to week. Our objectives were to see what changes we would get that were similar to exercise (Table 2).

Table 2. Objectives for experiment to compare effects of physical training and Dobutamine administration

1. Lower Basal Coronary Flow
2. Increase Cardiac Reserve
3. Increase Myocardial Mass
4. Pathological Changes

If physical training is of use in coronary artery disease, it is most likely due to the fact that a conditioned person has a lower requirement for coronary blood flow at any level of activity from rest up to maximal exertion. Cardiac reserve is improved and there is a greater ability to meet stress. Figure 10 shows the average weekly heart rate for the 18 weeks of either saline or dobutamine administration. The doses of dobutamine we used each week are indicated at each dobutamine point. During the first week we gave 2.5 μg/kg/min and increased it progressively to 38 μg/kg/min by the eighteenth week.

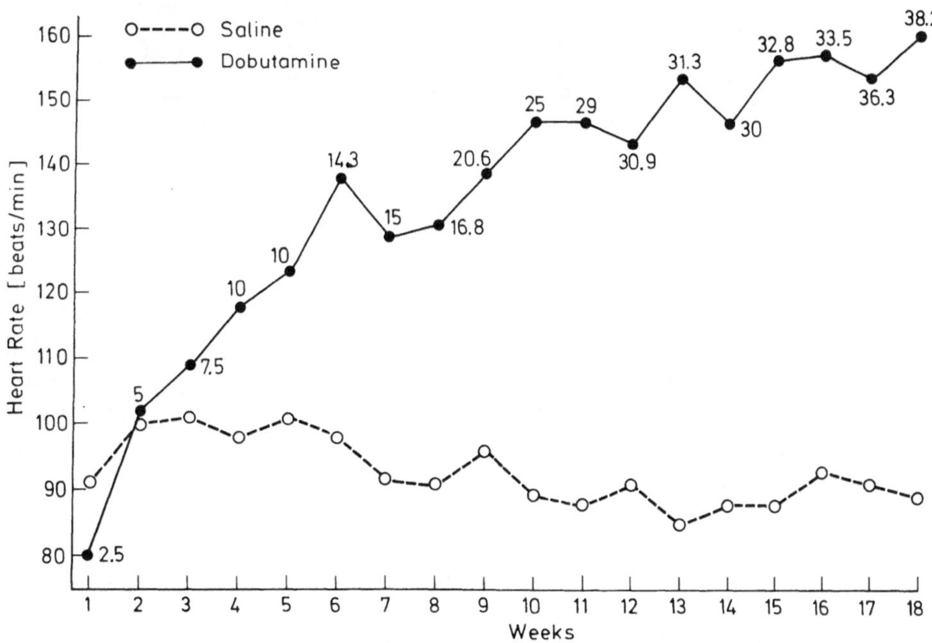

Fig. 10. Dobutamine dosage and average weekly heart rate in 18 week experiment as compared to controls

After 18 weeks of dobutamine or saline, we anesthetized the dogs and instrumented them to record basal cardiovascular parameters and to test cardiac reserve. Figure 11 shows the mean basal values for both groups of animals. (Black columns represent dobutamine-conditioned animals and gray columns represent saline-conditioned animals.) These animals had not been exposed to dobutamine for more than 3 days so these results are not due to the presence of dobutamine at the time of evaluation. They are the results of the 18-week conditioning program. Heart rate and cardiac work (output x developed pressure) are significantly lowered (P<0.05) in the dobutamine-conditioned animals. Also, left ventricular blood flow (coronary flow) is significantly lowered (P<0.05), which I interpret as indicating that the heart required less blood flow in this basal state.

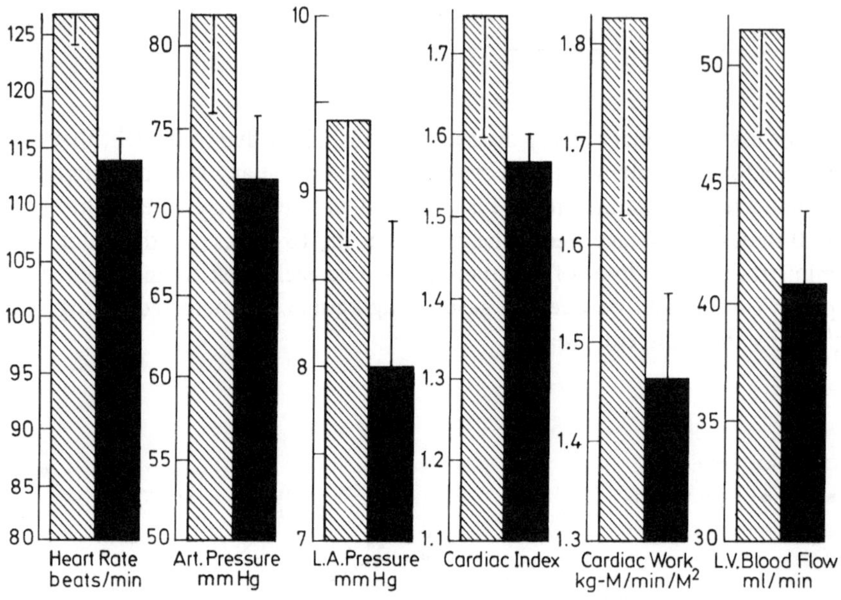

Fig. 11. Mean basal values for saline and dobutamine treated dogs

To test whether dobutamine-conditioned animals had more cardiac reserve than the saline-conditioned animals, we elevated afterload by intravenously infusing methoxamine. Methoxamine causes intense vasoconstriction but has no direct effect on the heart. We then assessed the ability of the hearts to work against the rising load. Figure 12 shows that the rise in afterload (indicated by the rise in arterial pressure) was steeper in the dobutamine than in the saline-conditioned dogs, because of a better ability to generate pressure. Figure 13 compares the rate of heart failure in the two groups of animals. The dobutamine-treated animals start at a lower cardiac work than do the saline animals. But with the rise in filling pressure, caused by the rise in afterload, cardiac work fails twice as fast in the saline-conditioned animals as in the dobutamine-conditioned animals. Statistical analysis of that regression line reaches a high degree of statistical significance. We conclude that the dobutamine-conditioned animals were more able to meet the stress than were the saline-conditioned animals. Therefore, they had greater ventricular reserve. Moreover, as indicated by the insert in the upper right of Fig. 13, the dobutamine-

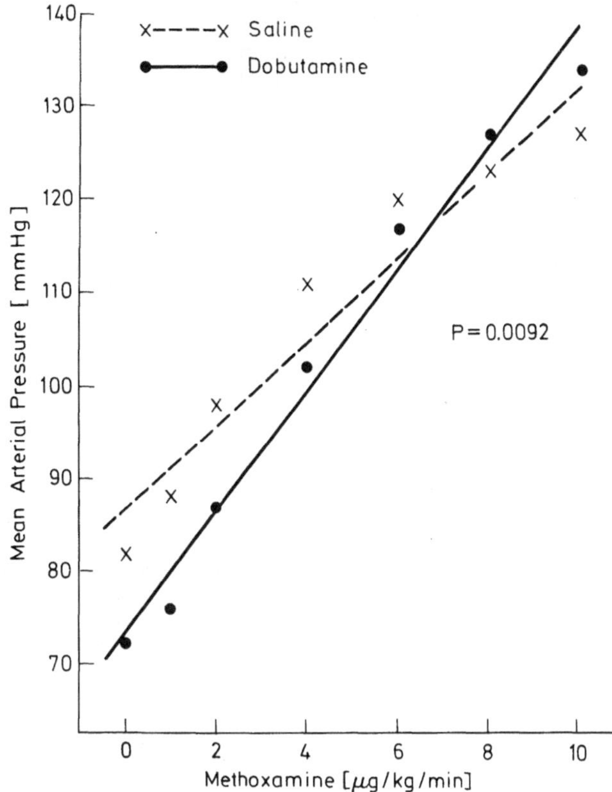

Fig. 12. Test of cardiac reserve. Rise in mean arterial pressure after methoxamine induced vasoconstriction

conditioned dogs had some coronary reserve, while the saline-conditioned dogs had none. That is, with the methoxamine stress flow increased in the dobutamine-conditioned, but fell in the saline-conditioned dogs. Dobutamine conditioning increased ventricular mass. The mean heart weights in the two groups were 105 (saline) and 109 (dobutamine) grams. That in itself is not different but when the body weight is taken into consideration the heart to body weight of the saline dogs is 7.1 g/kg body weight and of the dobutamine treated is 8.5 g/kg, a statistically significant difference ($P < 0.05$).
We measured the extent that the LAD had been narrowed 18 weeks earlier by making a plastic cast of the internal lumen of the artery. There was no difference between the two: 95.8% occlusion in the dobutamine, and 93.3% in the saline treated dogs. Our pathologist examined each piece of the myocardium and saw no pathological effects of the dobutamine treatment.

Summary

In summary, dobutamine conditioning caused cardiovascular adaptations similar to those produced by physical training. Because these adaptations appeared to lower the requirements of the heart for coronary blood flow, pharmacologic conditioning with dobutamine could be useful in rehabilitating patients with coronary artery disease.

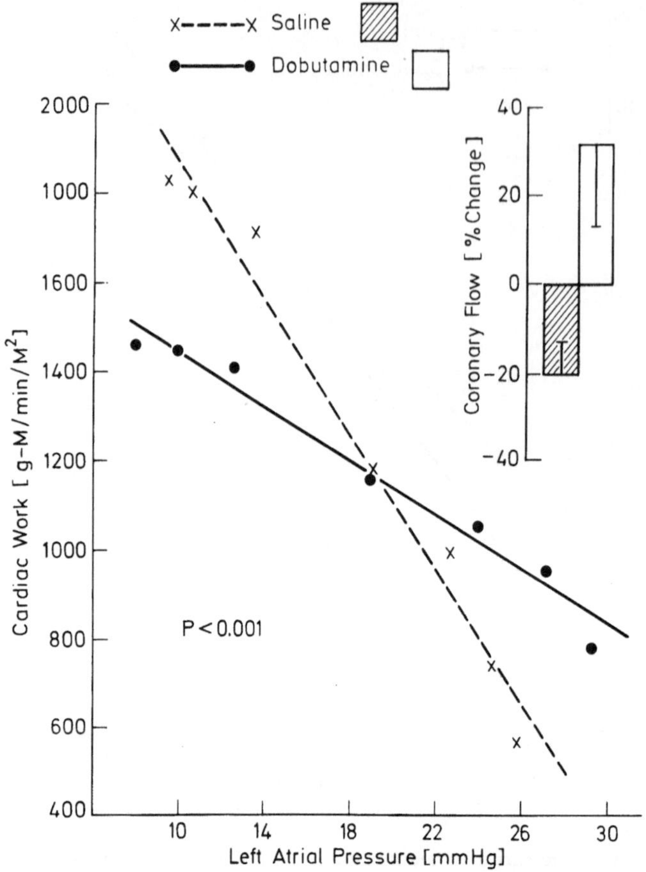

Fig. 13. Cardiac work at rising filling pressures for saline and dobutamine treated dogs. Insert shows change of coronary flow due to methoxamine stress

Diskussion 6 s. S. 76

Diskussion

Diskussion 1

In der Entwicklung des Dobutamins galt es, den Einfluß der Substanz auf die myokardiale
Kontraktilität einerseits und auf die Zellautomatie hinsichtlich der spontanen Reizbildung
(Spontandepolarisation) andererseits voneinander zu trennen. Bei Isoproterenol ist eine paralle-
lele Zunahme beider Größen mit steigender Dosis zu verzeichnen. Vergleicht man Isoproterenol mit Isopropyl-Dopamin, welches keine β-Hydroxylgruppe besitzt, so erkennt man bereits
eine deutliche Dissoziation zwischen Kontraktilitäts- und Automatiesteigerung unter zuneh-
mender Dosierung. Auch für das Dobutamin, welches ebenfalls keine β-Hyroxylgruppe
enthält, konnte gezeigt werden, daß die Zunahme der Automatizität je Einheit Kontraktili-
tätszunahme zurückging.
Dieses Verhalten kann an verschiedenen Modellen gezeigt werden;
1. an isolierten Herzmuskelzellen bzw. Purkinjefasern, sowie
2. am intakten Hundeherzen mit ischämiebedingten Arrhythmien nach experimentellem
   Coronarverschluß (Tuttle).
Mit Dobutamin wird je Dosiserhöhung die Herzfrequenz weniger stark ansteigen als mit Isoproterenol. Auch hier wirkt sich das Fehlen der β-Hydroxylgruppe aus. Es muß sich hier
um Wirkungsunterschiede am Herzen, wahrscheinlich am Sinusknoten selbst, handeln, denn
Einflüsse von Baroreceptorenaktivierung können ausgeschlossen werden. Dies wird deutlich,
wenn man die Herzfrequenzänderung auf die Änderung des Aortendrucks bezieht (Just).
Experimentelle Untersuchungen haben gezeigt, daß der Wirkungsunterschied von Substanzen
mit oder ohne β-Hydroxylgruppe auf die Automatizität des Sinusknotens ähnlich, jedoch
nicht identisch mit derjenigen auf die Purkinjefasern selbst ist, wo diese Differenz deutlicher
ausgeprägt zu sein scheint.
Alpha-constrictorische Wirkungen von Dobutamin sind sowohl experimentell als auch in klinischen
Studien (Limbourg, Delius) wiederholt beobachtet worden. Solche Wirkungen sind jedoch
sehr gering ausgeprägt (Tuttle), was besonders deutlich an isolierten Arterienpräparaten gezeigt werden konnte.
In klinischen Untersuchungen sieht man diesen leichten α-adrenergen Effekt am besten bei
sehr niedrigen Dosierungen, da hier die β_2-Receptoren-stimulierende Wirkung des Dobutamins
sich noch nicht zu stark ausprägt.
In hoher Dosierung ist das Wirkungsspektrum des Dobutamins dem des Isoproterenols eher
ähnlich als dem des Noradrenalins. Im Gegensatz dazu ist bei hohen Dosen von Dopamin ein
starker α-adrenerger Effekt nachzuweisen, der durchaus dem des Noradrenalins ähnlich
ist und möglicherweise auf eine Freisetzung von endogenem Noradrenalin zurückzuführen ist
(Kersting).
Unter Dobutamin ist eine erhöhte Urinproduktion beobachtet worden. Die Ursache dafür ist
wahrscheinlich in der verbesserten Herzleistung mit erhöhtem Schlagvolumen und erhöhtem
Aortendruck zu suchen, denn die Ausscheidungsverbesserung wird nur bei Herzinsuffizienz
und Schock, nicht aber bei Herzgesunden beobachtet. Auch tierexperimentell werden gleich-

artige Beobachtungen mitgeteilt. Bislang gibt es keinen Anhaltspunkt dafür, daß Dobutamin den renalen Gefäßwiderstand selektiv senkt.

Die Dobutaminwirkung kann das Ende der Infusion über einen beträchtlichen Zeitraum hinweg überdauern, welche Wirkung mit der Anwesenheit der Substanz selbst mit der bekannten Halbwertszeit von etwa $2^1/_2$ min. nicht mehr erklärt werden kann (Just). Eine pharmakologische Erklärung dafür gibt es nicht. Möglicherweise ist eine solche Spätwirkung nur vorgetäuscht durch die therapiebedingte Verbesserung der Arbeitsbedingungen des Herzens (Tuttle). Zentral-nervöse Nebenwirkungen von Dobutamin sind selten und kommen wohl nur bei sehr hohen Dosierungen vor (Bodem). Die bisherigen tierexperimentellen Untersuchungen haben nur minimale Konzentrationen von Dobutamin im Gehirn ergeben (Tuttle).

Diskussion 2

Äquipotente Dosen von Dobutamin und Isoproterenol sind sehr schwer zu ermitteln (Kersting). Jedoch kann man die von Thormann aufgrund von Inotropie-Vergleichen ermittelten und verwendeten Dosisverhältnisse sicher nicht als vergleichbar in der Wirkungsintensität ansehen. Das Verhältnis 0,05 μg/kg/Körpergewicht Isoproterenol und 5,6 μg/kg/Körpergewicht Dobutamin entspricht nicht der allgemeinen Erfahrung. Eher müßten für die klinische Situation 0,04 μg/kg/Körpergewicht/min. Isoproterenol gegen 10 μg/kg/Körpergewicht/min. Dobutamin angesetzt werden (Kersting, Ochs).

Am chronisch-instrumentierten Hund entsprechen 0,02 μg/kg/min. Isoproterenol 10 μg/kg/min Dobutamin und verursachen einen etwa gleichartigen Kontraktilitätszuwachs.

Diskussion 3

Die Beeinflussung des contractilen Zustandes des intakten Herzens durch Dobutamin oder generell durch sympathomimetische Pharmaka wird klinisch zuverlässig mit den geschwindigkeitsbezogenen Kontraktilitätsparametern der isovolumetrischen Phase gemessen. Dabei muß jedoch beachtet werden, daß zur Messung nur Katheter-Mikromanometer verwendet werden, da nur so verlässliche und reproduzierbare Daten gewonnen werden können (Just). Unter Berücksichtigung dieser Voraussetzungen lassen sich gute Dosis-Wirkungsbeziehungen definieren (Limbourg).

Die Interpretation von Änderungen des arteriellen Druckes und der Herzfrequenz stößt dahingegen auf Schwierigkeiten, da Kreislaufreflexe, wie etwa der Baroreceptorenreflex, einspringen (Delius). Sicher wird ein Anstieg des systolischen Aortendruckes auf eine Zunahme des Schlagvolumens zurückzuführen sein. Diastolische Aortendruckänderungen hängen wesentlich vom peripheren Widerstand ab. Bei sehr starkem systolischen Druckanstieg muß erwogen werden, ob nicht primär eine arterielle Hypertension vorgelegen hatte. Die Herzfrequenz wird besonders stark vom Baroreceptorenreflex beeinflußt und bleibt somit schwer deutbar.

Oft besonders schwer zu verstehen sind Änderungen des enddiastolischen linksventriculären Druckes. Dieser sinkt unter Dobutamin gelegentlich sehr stark ab, bleibt öfters unverändert, kann aber auch ansteigen (Limbourg, Delius). Oft ist diese Änderung von der Ausgangssituation abhängig. Bei sehr starkem Abfall muß erwogen werden, ob nicht veränderte Füllungsverhältnisse vorliegen, etwa durch Venodilatation (Hall). Es können jedoch auch Einflüsse durch veränderte Wandelastizität der Kammern nicht ausgeschlossen werden (Just).

Im kleinen Kreislauf wird eine Zunahme der Pulmonalisdruckamplitude beobachtet, was als Folge des vergrößerten rechtsventriculären Schlagvolumens angesehen werden muß. Der dia-

stolische Pulmonalarteriendruck sinkt vor allem bei höheren Dosierungen von Dobutamin.
Dies hängt nur zum Teil mit einer Erniedrigung des linksventriculären enddiastolischen Druckes
zusammen. Vielmehr wird eine deutliche Senkung des pulmonalen Arteriolenwiderstandes beobachtet (Delius).
Die Wirkungen von Dobutamin sind stark abhängig vom Gesamtzustand des Herzens. Generell
gilt auch für kleinere Dosen, daß die Wirkung umso deutlicher wird, je stärker die Funktionsstörungen des Herzens im Rahmen der Grunderkrankung ist. Oft sinkt der linksventriculäre
enddiastolische Druck dann, wenn er von vornherein erhöht und die Funktion der linken Herz-
kammer stark beeinträchtigt war (Delius), jedoch ist dieses Verhalten uneinheitlich (Limbourg).
Kontraktilität und Förderleistung nehmen in aller Regel umso mehr zu, je stärker sie herabge-
setzt waren. Nicht selten kommen jedoch Dissoziationen der beiden Wirkungen vor, wie das
ja auch für andere Catecholamine bekannt ist.
Die bisherigen Erfahrungen mit Dobutamin im Hinblick auf die genannten hämodynamischen
Parameter sind ganz überwiegend bei mehr oder weniger schwerer, chronischer Herzinsuffizienz
untersucht worden. Viele Patienten in den hier vorgetragenen Studien zeigten Herzinsuffizien-
zen im kompensierten Zustand (Hall). Detaillierte hämodynamische Studien im Schock oder
in der dekompensierten Herzinsuffizienz liegen noch nicht in ausreichender Zahl vor (Satter,
Limbourg).
Somit kann auch zur Wirkung und zur differentialtherapeutischen Wirkungsabgrenzung gegenüber anderen Catecholaminen wie Dopamin, Isoproterenol bzw. Orciprenalin, im Schock noch
keine klare Aussage gemacht werden (Satter). Generell muß gesagt werden, daß Übertragungen
der bisher bekannten Wirkungsspektren auf die Situation des Akutkranken oder des Schock-
patienten noch immer mangels ausreichender Kenntnis stets in gewissem Maße noch hypothe-
tischen Charakter haben (Schartl, Hall, Just und Wawersik).

Diskussion 4

In der klinischen Situation des Schockkranken oder des schwer Herzinsuffizienten mit Hypo-
tonie, insbesondere auch in der postoperativen Phase nach Herzoperationen (Satter, Wawersik),
kommt es darauf an, die Organdurchblutung über eine Erhöhung des Aortendruckes zu verbessern — wenn möglich, allein durch verbessertes Schlagvolumen bzw. Herzzeitvolumen — und
gleichzeitig das Herz durch Senkung des Füllungsdruckes zu entlasten. Da Dopamin das erstere
befriedigend bewerkstelligt, aber den linksventriculären enddiastolischen Druck, d.h. den Füllungsdruck, nicht senkt, sondern dieser eher steigt, Adrenalin hingegen eine Senkung zustande-
bringt, wird von chirurgischer Seite eine derartige Kombination gern verwandt (Satter).
Möglicherweise ist die Dobutaminwirkung derjenigen dieser Kombination, nämlich von Dopamin und Adrenalin, nicht unähnlich (Limbourg).
Es muß jedoch festgehalten werden, daß sichere Beobachtungen über das Verhalten des venösen Zustroms zum Herzen und den davon wesentlich abhängigen Füllungsdruck unter Dobutamin bisher nicht vorliegen (Wawersik). Allerdings ist wohl ein wesentlich anderes Verhalten
als bei Isoproterenol, nämlich ein Abfall des Füllungsdruckes, auch nicht zu erwarten (Bussmann).

Diskussion 5

Beim Vergleich von Dobutamin und Dopamin hinsichtlich des myokardialen O_2-Verbrauches
zeigt das erstere eine etwas geringere Zunahme bei vergleichbarer Dosis als das Dopamin (Hess).

Allerdings besteht hier wiederum das Problem der Bestimmung äquipotenter Dosen (Mäurer und Ochs). Außerdem bringen Untersuchungen in Narkose besondere Verhältnisse ins Spiel, die nicht zuletzt durch kardiodepressive Wirkungen der Narkotica selbst bedingt sind (Ochs), wobei auch narkosebedingte Veränderungen in Adrenalin-Noradrenalin-Haushalt nicht ausgeschlossen werden können. Als äquipotente Dosis gibt Ochs 2 μg/kg/min Dopamin und 2,5 μg/kg/min. Dobutamin i.v. an.

Diskussion 6

Der Einsatz von Catecholaminen bei akutem Myokardinfarkt ist umstritten. Mehrere Beobachtungen sprechen dafür, daß Dobutamin unter bestimmten Bedingungen günstiger wirken kann als dies bisher etwa für Isoproterenol bekannt war.

Bei experimentellem Coronarverschluß ist Dobutamin offenbar in manchen Fällen in der Lage, die kollaterale Blutversorgung des ischämischen Myokardbezirkes zu verbessern (Walter). Unterschiedliche Beobachtungen könnten darauf beruhen, daß zu verschiedenen Zeitpunkten nach dem Coronarverschluß unterschiedliche Bedingungen herrschen und daß in den verschiedenen bisher vorgelegten Untersuchungen zu differenten Zeitpunkten gemessen worden war. Die Zusammenhänge sind noch zu wenig untersucht.

Besondere Bedeutung haben Beobachtungen (Tuttle), wonach bei experimentellem Infarkt unter Dobutamin der Catecholamingehalt in der Infarktzone abnimmt. Hieran knüpfen sich zahlreiche Spekulationen bezüglich der Beeinflussung des myokardialen Sauerstoffverbrauchs in der Infarktzone und somit auch hinsichtlich der Ausdehnung der Nekrosezone.

In dieser Hinsicht ist die Frage bedeutsam, ob und in welcher Weise Beziehungen zwischen betareceptorenblockierenden Substanzen und Dobutamin bestehen (Just). Nahezu alle Fragen bleiben offen.

Für die klinische Anwendung gilt zunächst, daß Dobutamin bei kardiogenem Schock nach Infarkt Anwendung findet. Alle übrigen Einsatzmöglichkeiten sind zur Zeit noch spekulativ, auch diejenige während der Rehabilitationsphase. Bisherige Untersuchungen haben es wahrscheinlich gemacht, daß die Wirkungen von Dobutamin auf Herz und Kreislauf denjenigen eines körperlichen Trainings in der hämodynamischen Auswirkung nicht unähnlich sind. Die Substanz kann zur Zeit nur kurzfristig intravenös angewendet werden, da sie in oral applizierbarer oder langwirkender Form nicht vorliegt.

Zusammenfassung

Das neue sympathomimetische Amin Dobutamin kann als selektiver β_1-Rezeptorenstimulator angesehen werden. Das hohe Maß an Selektivität konnte im Tierversuch gezeigt und in der klinischen Anwendung bei Patienten mit myokardialen Funktionsstörungen unterschiedlicher Genese und unterschiedlichen Schweregrades über einen weiten Dosisbereich bestätigt werden.

Bei Dosierungen von 2-10 μg/kg Körpergewicht/min. per infusionem wird eine starke, dosisabhängige positiv-inotrope Wirkung beobachtet: Die geschwindigkeitsbezogenen Kontraktilitätsparameter der isovolumetrischen Phase und der systolischen Zeitintervalle nehmen zu. Das Schlagvolumen steigt bei fallendem ventrikulärem enddiastolischem bzw. Füllungsdruck an. Die Schlagvolumenzunahme ist für die regelmäßig beobachtete Vergrößerung des Herzzeitvolumens verantwortlich, da die Herzfrequenz nicht ansteigt.

Der arterielle Blutdruck zeigt eine leichte, schlagvolumenabhängige systolische Erhöhung; der diastolische Wert bleibt unverändert, was sich aus dem gleichbleibenden oder leicht sinkenden peripheren Gesamtgefäßwiderstand ergibt. Auch der pulmonale Gefäßwiderstand wird nicht erhöht, eher zeigt er eine Tendenz zu sinken.

Über das Verhalten der regionalen Gefäßwiderstände und somit der Organdurchblutung liegen bisher noch nicht ausreichende Informationen vor. Die renale Durchblutung scheint jedoch im therapeutischen Dosisbereich zuzunehmen.

Am Herzen ist die Abnahme des enddiastolischen Druckes auffällig und deutlich different, etwa von dem Verhalten unter Dopamin. Die Coronardurchblutung nimmt zu, der myokardiale Sauerstoffverbrauch ebenfalls, jedoch deutlich weniger als unter anderen Katecholaminen, was vorrangig mit der fehlenden Herzfrequenzerhöhung erklärt werden muß. Wahrscheinlich sind jedoch auch noch andere, nicht näher untersuchte Faktoren wirksam.

Die tierexperimentellen Untersuchungen über den Einfluß von Dobutamin auf die ischämische Herzmuskelnekrose haben im Gegensatz zu Isoproterenol keinen Anhalt für eine Zunahme der Nekrosen ergeben. Ganz im Gegenteil konnte sogar eine Abnahme der endogenen Katecholaminfreisetzung am Modell des experimentellenden Infarktes gefunden werden. Die Bedeutung dieser Befunde ist noch nicht klar.

Die Indikationen zur klinischen Anwendung von Dobutamin können heute noch nicht klar herausgestellt werden. Jedoch gelten sicher alle diejenigen Indikationen, für die heute sympathomimetische Amine eingesetzt werden, vornämlich also alle Formen der myokardialen Insuffizienz und des kardiogenen Schocks bei coronarer Herzkrankheit, Myokardinfarkt, Kardiomyopathie, wie auch in der postoperativen Therapie nach kardiochirurgischen, insbesondere coronarchirurgischen Eingriffen.

Eine Abgrenzung der Wirkung von Dobutamin und Isoproterenol ist experimentell eindeutig belegt. In der klinischen Überprüfung werden jedoch noch weitere Untersuchungen erforderlich sein, vor allem im postoperativen Einsatz.

Im Vergleich mit Dopamin sind bedeutsame Vorteile des Dobutamins bereits klar erkennbar: Dobutamin senkt den enddiastolischen Kammerdruck und erhöht das Schlagvolumen auch dann noch, wenn unter Dopamin bereits Herzfrequenz und Gefäßwiderstand ansteigen. Die

arrhythmogene Wirkung von Dobutamin ist deutlich geringer. Die nach Beendigung einer Do-
pamin-Infusion nicht seltene, anhaltende Depression von Schlagvolumen und Herzzeitvolumen
wurde bisher unter Dobutamin nicht beobachtet.
Die therapeutischen Möglichkeiten selektiv β_1-Rezeptorenstimulierende Substanzen sind
heute noch nicht klar übersehbar, da vor allem die direkten Auswirkungen auf das erkrankte
und das hypertrophierende Myokard in der klinischen Situation noch nicht ausreichend untersucht worden sind. Die bisherigen Beobachtungen lassen jedoch noch zahlreiche neue Er-
kenntnisse und Anwendungsmöglichkeiten erwarten.

Summary

The new sympathomimetic amine, dobutamine, can be considered a selective stimulator of β_1-receptors. The high degree of selectivity could be shown in animal experiments and in the clinical administration over a wide range of dosage levels to patients suffering from myocardial dysfunction of varying severity and caused by different factors.

Dosages of 2-10 μg/kg body weight/min per infusion resulted in a strong, dose-dependent, positiv inotropic action. An increase in the velocity-related contractility parameters of the isovolumetric phase and the systolic time intervals was observed. The stroke volume rises when the ventricular end-diastolic or filling pressure declines. The increase in the stroke volume is responsible for the increase in the cardiac volume per unit time that is regularly observed, because the heart rate does not accelerate.

The arterial blood pressure exhibits a slight, stroke volume-dependent systolic elevation while the diastolic level remains unchanged, which is a result of the constant or slightly decreasing peripheral total vascularresistance. The pulmonary vascularresistance also does not increase but tends rather to diminish.

Sufficient data are not yet available on the regional vascularresistance and therefore on the organ's blood supply. The renal blood flow, however, apparently increases at the therapeutic dosage level.

In the heart, the fall in the end-diastolic pressure is conspicuous and considerably different from the effect achieved, for example, under dopamine. The coronary blood supply increases as does the myocardial oxygen consumption, although significantly less than with other catecholamines, which is primarily to be explained by the lack of acceleration of the heart rate. However, there are probably also other undefined factors at work.

In contrast to studies with isoproterenol, animal trials to investigate the influence of dobutamine on ischemic myocardial necrosis have not indicated an increase in necrosis. On the contrary, a decrease in the endogenous release of catecholamines could be observed in the experimental infarction model. The significance of these findings is not yet clear.

The indications for the use of dobutamine have not yet been definitely determined. However, it is certainly indicated in all those cases for which sympathomimetic amines are employed, i.e., especially for all forms of myocardial insufficiency and cardiogenic shock in various forms of cardiopathies, myocardial infarction, cardiomyopathy, as well as in postoperative therapy after cardiac surgery and especially after coronary artery surgery.

Experimental investigations have unequivocably defined the effects of dobutamine and isoproterenol. However, further studies will be necessary to evaluate their clinical effectiveness, especially for postoperative administration.

In comparison to dopamine, important advantages of dobutamine are already clearly recognizable: dobutamine decreases the end-diastolic intraventricular pressure and increases the stroke volume even past the point where dopamine causes a rise in the heart rate and vasoresistance. The arrhythmogenic effect of dobutamine is significantly lower. The not infrequent, persistent depression of the stroke volume and cardiac volume per unit time observed after infusion of dopamine has not been seen with dobutamine.

At present, the therapeutic possibilities of selective β_1-receptorstimulating substances cannot be foreseen, especially since sufficient clinical data is still lacking regarding the direct effects on a diseased and increasingly hypertrophied myocardium. The observations gathered so far, however, offer promise of expanded knowledge and numerous new potential uses.

According to investigations carried out by Tuttle on an experimental animal model of myocardial infarction, dobutamine effectuates a decrease in noradrenalin and normetanephrine in ischemic myocardial tissue and under certain conditions can serve to limit the necrotic zone. These observations open up interesting prospects for further clinical studies.

Understanding the relationship between catecholamine metabolism and the development of hypertrophy in the functioning myocardium also paves the way for a wealth of new possibilities, such as influencing the hypertrophic process with inotropically active pharmaceutics. Tuttle's observations in animal trials that the long-term administration of dobutamine could induce a type of "training effect" on the heart and circulation should be further investigated and clarified.

In summary, it can be said that dobutamine is a new β_1-selective inotropic substance that already has clearly definable therapeutic uses and is probably superior to the substances previously available. Furthermore, it opens up new and interesting prospects that will possibly lead to new discoveries and an extension of its clinical application.

Index

Anaesthesiologie und Intensivmedizin – Anaesthesiology and Intensive Care Medicine

Editors: H. Bergmann (Managing Editor), J. B. Brückner, R. Frey, W. F. Henschel, F. Kern, O. Mayrhofer, K. Peter

59 Anaesthesia Equipment. By P. Schreiber. XII, 219 pages. DM 59,-. 1972

60 Homoiostase. Wiederherstellung und Aufrechterhaltung. Herausgegeben von F. W. Ahnefeld und M. Halmágyi. XI, 192 Seiten. DM 83,-. 1972

61 Essays on Future Trends in Anaesthesia. By A. Boba. X, 93 pages. DM 36,-. 1972

62 Respiratorischer Flüssigkeits- und Wärmeverlust des Säuglings und Kleinkindes bei künstlicher Beatmung. Von W. Dick. VIII, 69 Seiten. DM 40,-. 1972

64 Sauerstoffüberdruckbehandlung. Probleme und Anwendung. Herausgegeben von I. Podlesch. IX, 97 Seiten. DM 47,-. 1972

65 Der Wasser- und Elektrolythaushalt des Kranken. Von H. Baur. XI, 221 Seiten. DM 59,-. 1972

66 Überlebens- und Wiederbelebungszeit des Herzens. Von P. G. Spieckermann. IX, 116 Seiten. DM 47,-. 1973

67 Sauerstoffbedarf und Sauerstoffversorgung des Herzens in Narkose. Von D. Kettler. VIII, 53 Seiten. DM 30,-. 1973

68 Anaesthesie mit Gamma-Hydroxibuttersäure. Herausgegeben von W. Bushart und P. Rittmeyer. IX, 93 Seiten. DM 30,-. 1973

70 Die Sekretionsleistung des Nebennierenmarks unter dem Einfluß von Narkotica und Muskelrelaxantien. Von M. Göthert. VIII, 89 Seiten. DM 36,-. 1972

71 Anaesthesie und Wiederbelebung bei Säuglingen und Kleinkindern. Herausgegeben von F. W. Ahnefeld und M. Halmágyi. IX, 83 Seiten. DM 40,-. 1973

72 Therapie lebensbedrohlicher Zustände bei Säuglingen und Kleinkindern. Herausgegeben von R. Frey, M. Halmágyi und K. Lang. IX, 136 Seiten. DM 69,-. 1973

73 Diagnostische und therapeutische Nervenblockaden. Herausgegeben von R. Frey, M. Halmágyi und H. Nolte. IX, 67 Seiten. DM 36,-. 1973

75 Anesthetic Management of Endocrine Disease. By T. Oyama. IX, 220 pages. DM 65,-. 1973

77 Herzrhythmus und Anaesthesie. Herausgegeben von H. Nolte und J. Wurster. IX, 55 Seiten. DM 30,-. 1973

78 Biotelemetrie. Angewandte biomedizinische Technik. Von H. Hutten. VII, 70 Seiten. DM 39,-. 1973

79 Coronardurchblutung und Energieumsatz des menschlichen Herzens unter verschiedenen Anaesthetica. Von H. Sonntag. VIII, 56 Seiten. DM 36,-. 1973

81 Stoffwechselwirkungen von Trometamol. Von H. Helwig. VIII, 96 Seiten. DM 36,-. 1974

84 Ethrane. Edited by P. Lawin and R. Beer in cooperation with E. Wiethoff. XIII, 389 pages. DM 64,-. 1974

85 Blutersatz durch stromafreie Hämoglobinlösung. Von J. M. Unseld. VIII, 90 Seiten. DM 32,-. 1974

95 Mobile Intensive Care Units. Edited by R. Frey, E. Nagel and P. Safar. XV, 271 pages. DM 48,-. 1976

98 Intraaortale Ballongegenpulsation. Von E. R. de Vivie. X, 96 Seiten. DM 28,-. 1976

100 Anaesthesie und ärztliche Sorgfaltspflicht. Von H. W. Opderbecke. IX, 124 Seiten. DM 36,-. 1978

101 Myokarddurchblutung und Stoffwechselparameter im arteriellen Blut bei Hämodilutionsperfusion. Von D. Regensburger. VII, 75 Seiten. DM 36,-. 1976

102 Coronarinsuffizienz, Pathophysiologie und Anaesthesieprobleme bei der Coronarchirurgie. Herausgegeben von M. Zindler und R. Purschke. XIII, 166 Seiten. DM 48,-. 1977

103 Fettemulsionen in der parenteralen Ernährung. Herausgegeben von A. Wretlind, R. Frey, K. Eyrich und H. Makowski. X, 222 Seiten. DM 48,-. 1977

104 Die akute normovolämische Hämodilution in klinischer Anwendung. Von A. J. Coburg. XI, 89 Seiten. DM 28,-. 1977

105 Lungenveränderungen während Dauerbeatmung. Von H. Reineke. VII, 56 Seiten. DM 36,-. 1977

106 Etomidate. Edited by A. Doenicke. XI, 155 pages. DM 36,-. 1977

107 Die kontrollierte Hypotension mit Nitroprussidnatrium in der Neuroanaesthesie. Von K. Huse. IX, 98 Seiten. DM 38,-. 1977

108 Transcutane Sauerstoffmessung. Von K. Stosseck. VIII, 68 Seiten. DM 32,-. 1977

109 20 Jahre Fluothane. Herausgegeben von E. Kirchner. XVIII, 343 Seiten. DM 58,-. 1978

110 Neue Untersuchungen mit Gamma-Hydroxibuttersäure. Herausgegeben von R. Frey. XIII, 149 Seiten. DM 38,-. 1978

111 Anaphylaktoide Reaktionen. Von J. Ring. XV, 202 Seiten. DM 54,-. 1978

112 Kreislaufproblematik und Anaesthesie bei geriatrischen Patienten. Von G. Haldemann. VIII, 55 Seiten. DM 28,-. 1978

113 Regionalanaesthesie in der Geburtshilfe. Herausgegeben von L. Beck, K. Strasser und M. Zindler. IX, 94 Seiten. DM 32,-. 1978

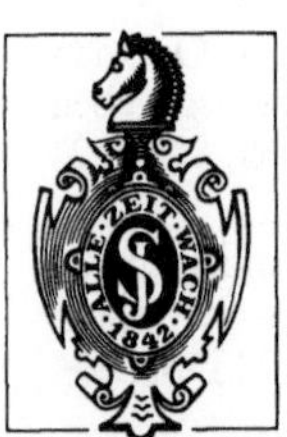

Preisänderungen vorbehalten

Springer-Verlag Berlin Heidelberg New York